評言社MIL新書

地域包括ケア

タネの蒔き方・育て方

小原 道子
Michiko OBARA

004

評言社

はじめに

薬剤師として、地域で薬や健康についての話をすることがよくあります。そうすると「薬剤師さんってこんなにいろんな仕事があるのですね」と言われることが多く、そのあとに続くのはたいてい「お薬をつくって、病院や薬局のカウンターから出す人が薬剤師さんだと思っていた」「その後変わりはありませんかって聞かれても、何を答えていいかよくわからなかった」という感想です。

確かに患者さんにとっては、薬剤師は薬をつくって渡してくれる人。病院で医師や医療スタッフに話をしてきた後に薬局で質問されても、「病院で十分話してきたよ」という感じなのかもしれません。

国は、団塊の世代が75歳以上になる2025年を目安に「地域包括ケアシステムの構築」を、その後2040年に向けて「地域共生社会の実現」を掲げました。今後大きく変わっていく地域社会の中で、薬剤師が「健康な時から予防、治療、介護まで」を横断的にサポートする時代は目前に迫っています。

そのような気運の中、ある地域の研修会で、地域住民に話をする機会がありました。薬の飲み方や認知症の話をして、その休憩時間のことです。

近くのテーブルの方に「認知症は病気だと頭ではわかっても、肉親であればあるほど、心の葛藤がありますよね」と話しかけると、「実はうちにも認知症の家族がいて…」「うちにはがんの家族がいて…」とお互い悩みを話しだし、一気にみんなの距離が縮まった感じがしました。

話したいことは、実はたくさんあるはずなのですが、自分から言い出すのはなかなか難しいものがあります。でも、こちらからの問いかけや雰囲気次第で、引き出せる話は大きく変わっていきます。

「今は健康だけど、これからどうなるか不安よね」という声もよく聞きます。

日本の超高齢社会への流れは止められません。では、どうするか。

この本では、私が20代半ばから地域に飛び込んだ実際の経験を、成功談も失敗談も含めて綴りました。

「地域包括ケアシステムの構築」あるいは「地域共生社会の実現」という言葉だけ

聞くと、何かをしないといけないような感覚に陥りますが、実は、地域づくりのタネは、それぞれの地域にすでにたくさん埋もれています。そのタネを、地域で一番身近な医療従事者として、地域に根ざす薬剤師が見つけていくことが大切だと感じています。

健康寿命の延伸を考えると、薬局には薬やサプリメント、健康に関するグッズ等多くのサポート製品があり、健康維持の提案も薬剤師の得意分野です。私が所属する、一般社団法人日本ヘルスケア協会は、超高齢社会における健康寿命延伸とヘルスケア産業の育成の実現を目指しています。詳細は第5章で触れていますが、ここは有識者をはじめ、医療従事者、各界の関係者等が、それぞれの立場から健康社会を支えていくための街づくりを本気で議論している場所です。そして、専門家も、商店街の経営者も、そこに住まう市井の方も、すべての人々が「共生」する社会でありたいと願っています。

この本が薬剤師の未来を紡ぐヒントになれば幸いです。

小原道子

目次

第2章　二つめのタネ――変化する医療と多職種連携

第3章　三つめのタネ―地域包括支援センターと他職種の繋がり

第4章　四つめのタネ―地域連携のきっかけはどこにあるかわからない

第5章　五つめのタネ―ヘルスケアという新しい土壌で

第6章　地域包括ケアのタネを蒔きたいあなたへ

第1章

一つめのタネ——初めての在宅訪問

未知の領域の入り口に立つ

私が薬剤師として働き出した1990年代当時の地域医療は、町の診療所が小さな入院設備を持ち、長期の入院患者さんを受け入れながら地域を支えていました。

当時、勤務していた宮城県栗原郡一迫町（いちはさまちょう）は、「伊達米」という伊達家に献上していた米の産地で、全国的に有名な醸造蔵もある風光明媚な地域です。しかし、1955年には1万7、000人を数えた町民も、1995年には1万人を切っていました。2005年4月に近隣の10町村が合併をして栗原市となりましたが、2018年の高齢化率は37・8％で宮城県高齢者人口調査では過疎指定市町村になっています。高齢化率という言葉は、人口に占める65歳以上の高齢者の割合を指し、高齢化率が7％を超えると高齢化社会、14％を超えると高齢社会、21％を超えると超高齢社会といいます。ちなみに、2005年は、戦後初めて日本の総人口が減少に向かい、日本全体の高齢化率が20％を超え、その後2007年の超高齢社会となっていく、いわば時代が大きく変革を遂げていた時期と重なります。私が訪問薬剤師を始めた1995年は、全国の薬局が3万9,000件、医薬分業率は20・3%。その中で在宅訪問を行っている薬局は東北全体でも数える程度でした。

医療過疎地域での医師も高齢化が進んでいく中、この一迫町で当時30代の医師がつくった医療法人社団水天会宮城島クリニックは、入院設備のない、当時としては新しいスタイルのクリニックでした。理事長の宮城島堅先生は、「これからは在宅で要請があれば、積極的に出ていくような意識改革が必要」と言い切る、まさに在宅医療時代を見据えた時代の先駆者でした。

そのような情熱あふれる先生が小さな町で診察を行うのですから、患者さんが各方面から集まります。医師は一人ですが、患者さんにとっては各々の大事な主治医です。診察順番の札をもらうために朝7時前からクリニックに並ぶ患者さんのために、朝早くから夜遅くまで診療を行う日々が始まりました。さらに、午後には看護師を伴って車で出かけます。聞くと往診の依頼が増えているということでした。

門前の調剤薬局にいる私たちも例外ではありません。病院で受診まで待ち続け、歩いて薬局に来てからさらに待たされるのは、患者さんもつらいわけです。そのような患者さんに薬局で声がけをしたくても、最初は地域の方言も聞き取ることができず、地元の方との会話は地元採用の調剤事務員が唯一の頼みの綱でした。

そんなある日、当時勤めていた会社の社長に、「患者さんの家に薬を持って訪問してほしい」と言われました。「はい」と返事をしたものの、聴診器を持って患者宅に入る医師や看護師はイメージできますが、薬剤師は全く想像がつきません。その頃は少しずつ顔なじみの方が増え、やっと「地域に根差していく薬局」という立ち位置の中に自分の居場所を見つけつつあった頃で、地域の方がどんな暮らしぶりなのかもわかりませんでした。

さらに薬剤師が地域に出ていくことは、もっと根本的に違う問題を秘めていました。当時の薬剤師のほとんどは、病院、調剤薬局のどちらも、患者さんや医師のオーダーを待つ立場で仕事をしていました。こちらから地域へ出向くなどという発想はありません。また、調剤を中心に行う薬剤師が、地域の中で求められる姿を描くこともできませんでした。「私は何をすればいいでしょうか?」と素朴な疑問をぶつけてみましたが、明確な答えが返ってこないまま在宅訪問に足を踏み入れることになりました。

訪問薬剤師デビュー前日

初めての在宅訪問の前日。全くイメージが湧かないまま、クリニックの看護師に何を持参したらいいか、聞きに行きました。その際に言われたのは以下のことです。

・メモは、小さめのものを持つ
・家族の負担も大きいという意識を常に忘れない
・玄関の靴は揃えて入る
・できれば少し色のついた靴下を履いていく
・地元の雰囲気に慣れる

実際のところ、薬に直接関わることが何もありません。看護師長は「患者さんのところに行ったら私たちが紹介するからね」と優しく言ってくれました。しかし、患者さんのところで何をするのか、具体的な話になりません。私自身も何を質問してよいのかさえわからず、せっかくの打ち合わせも短時間で終わってしまいました。

病院に勤務していた時も、点滴棒を握りながら廊下を歩く患者さんやストレッチャーに乗って運ばれる患者さんを見ていましたし、病棟に薬も届けていました。しかし、当時は、病棟内での服薬支援業務はなく、薬局に来ることができない患者さんが、どの程度の重症疾患で、医療支援が必要なのか、見当はつきませんでした。

患者重症度は、処方された薬剤からはなかなか見えてきません。処方箋には重症度も病名の記載もありません。最近でこそ検査データの開示などもありますが、まだまだ少数です。患者重症度が見えないということは、時として大きな失敗に繋がることもあります。おそらく薬剤師の誰もが、一度や二度はひやっとするような経験をしているはずです。当時の薬剤師業務は、処方箋通りに薬をつくって渡すことがすべて。患者さんに寄り添うなどとはまだ遠い状況でした。

今思うと、医師も看護師も、薬剤師に在宅で何ができるのかほとんどわかっていなかったのです。一方で、クリニックの業務は多忙を極めており、連携し、訪問することのできる医療者が求められていました。

そして、訪問に同行する私自身は、その地域の様々な暮らしの中に、実は「医療」や「薬」が存在していることに、全く気づいていませんでした。

「調剤室の中の薬剤師」から外の世界へ

看護師からの提案は、実は訪問する医療職のマナーや心構えでした。

・メモは小さめのものを持つ→できるだけ荷物はコンパクトにして、両手を空けられるようにしておく。

・家族の負担も大きいという意識を常に忘れない→本人だけでなく、自宅で病人の介護をしている家族も大変なので、ねぎらいの言葉をかけることを忘れないようにする。

・玄関の靴は揃えて入る→どんなに緊急でも玄関の靴は揃えて入ること。

・できれば少し色のついた靴下を履いていく→患家によっては、掃除もままならない家もあるため、汚れが目立たないようにする。また何が落ちているかわからないので、足を守るためにも靴下が必要。

・地元の雰囲気に慣れる→患家は様々なので、それぞれの家の雰囲気に慣れること。

これはいずれも医療者が心に刻むべき大切なことで、今でも十分役に立つ「現場の感覚」をもった具体的な提案です。腕のいい高名な医師や素晴らしい看護師が、けっして汚れた白衣で診察や看護をしないのと同じように、在宅医療職の品位が試される、一番大事なポイントです。

当時の私は、専門職として「患者さんに医療を提供する」というイメージしか持っていませんでした。医師や看護師が在宅訪問をするのは、診察をしたり血圧を測ったり、いわゆる「医療行為」をするため、と全く疑問を持つこともなく考えていました。しかし、訪問して痛感したのは、そこは「患者さんの大切な住まい」であり、「生活の場所」である、という当たり前の事実でした。医療を受ける前に「生活」があり、一人ひとりの大切な家族や家庭があってはじめて医療に繋がっていく。それまでの自分が「調剤室の中の薬剤師」だったということに気づいた瞬間でした。

団地育ちの私には、山あいを縫って走る道や、光が反射するくらいまぶしい田んぼ道を身近な風景として捉えることは初めての経験でした。冬には白鳥が飛来し、美しい姿を映し出していました。そんな自然あふれる地区で、その後の人生を大きく変える在宅訪問薬剤業務が始まったのです。

全盲のおばあさんと土間の雑草

初めての在宅訪問は今でもはっきりと覚えています。衝撃的なデビューでした。その患家は、今にも座敷童が出てきそうな藁ぶき屋根の家でした。

「こんにちはー」「どうもねー」と声をかけながら、患者さんが出てくる前に医師も看護師も家の中へ入っていきます。目を丸くしていると、看護師から「ここの患者さん、日中独居で全盲だから玄関には誰も出てこないの」と言われました。

さらに、土間に入ると床から雑草が生えていました。「あの草抜かないでね、おばあさん、そこに座るから」と教えてもらいました。お世辞にも掃除が行き届いているとは言えない、先祖代々が暮らしていた藁ぶき屋根の土間で、まるでテレビのドラマのような印象的な初回訪問です。

病院や薬局に来ることができない患者さんに会うのは初めてでした。寝たきりの方を想像していましたが、最初の患者さんは歩けるようでした。しかし、全盲で一人暮らしなんて、どんな生活をしているんだろう。困ることはないのだろうか。そんなことを漠然と考えながら、おばあさんを待ちました。

ついに、劇的な瞬間がやってきました。全盲のおばあさんは手探りの中でそっと土間の雑草に手を触れ、そこがいつもの自分の場所だと確認すると、苦もなくそこに腰を下ろしたのです。私は思わず声を上げそうになるのを必死でこらえながら、看護師が「あの草は抜かないで」といった意味を感激とともに理解したのでした。

医師は、診察と体調の確認を終えると、「あのね、今日は薬剤師さんも来てるから、薬飲めないのとか、相談していいんだがらねぇ」そう言って、私に「患者さん、日中独居で全盲だから薬飲めてないんだよね」と耳打ちしました。

「Aさん、こんにちは、薬剤師で今日から来ています」と、在宅初めての発声は挨拶からでした。

「わんざわんざ、こいな年寄りのどこさ来てけるってありがてぇねぇ」と身をかがめて言うおばあさんに、言葉では言い表すことのできない愛おしさのようなものを心の底から感じました。同時に、この出会いを感謝して、「この人とずっと寄り添っていきたい」という気持ちがふつふつと湧いてくるのを感じていました。

訪問薬剤師として「気づきのタネ」をもらう

この訪問を機に、私には、訪問薬剤師としておばあさんに薬を飲んでもらえるようにする、というミッションが与えられました。

この患者さんの薬は、すでに薬局で何回もつくっていたはずでした。おそらく家族が仕事帰りに取りに来たのだと思うのですが、思い出せません。しかも、その方が全盲で、段差が大きい昔ながらの家で生活をしているなど、全く知りませんでした。

診察が終わり、患者さんを注意深く観察していると、心臓を患っているため息切れがあるような状態で歩いています。柱や畳のへりを頼りに日中生活しているこのおばあさんに、便秘と言えば下剤を出して、眠れないと言えば眠剤を出しているのではないかという不安が頭をもたげました。

もしかしたら不安で眠れない日々を送っていたかもしれません。あるいは暑い日に水分補給が不足していたかもしれません。食事もしっかり摂れているか、この環境下では不安でした。医師が、おばあさんの環境を十分理解したうえで処方をしていることは診察時のきめ細かい指示の様子からもわかりました。しかしその一方、薬剤師として、便秘の原因や眠れない理由を聞くこともなく、漫然と薬を処方していたことに気づいてはっとしました。

最初の一軒目で、今まで自分が行ってきた窓口での薬剤師業務との差異に唖然としていました。そんな私に、おそらく医師や看護師は気づいていたと思います。

その日は他にも何軒か訪問しました。医師は診察を行い、看護師は患者さんのケアを行い、時には家族にも声をかけ、日常の様子を確認して治療計画を立てていきます。しかし、困ったことに、そのチームの中に私の居場所がどうしても見つかりません。手を出すこともできず、処置をすることもなく、ただボーっと立っているだけの時間が過ぎていきました。

訪問初日のこの出来事が、私に「気づきのタネ」をくれたのです。そしてこの日を境に私は、「訪問薬剤師に何ができるのか、何が必要なのか」を問い続けることになるのです。

薬剤師の使命の原点は「その人の幸福な暮らしを支えること」

その日最後に訪問した患家は、90歳近い大柄なおじいさんと、その介護をする小柄で背中の丸くなったおばあさんのお宅でした。庭先から家に向かうと、小さなおばあさんが外の七輪で魚を焼いていました。医師と看護師は、「どうもねー」と声をかけながら家に入っていきます。その後をついていくと、「イデーイデー」と寝ながら叫んでいる大柄のおじいさんがいました。

「今消毒すっがらねぇ」と声をかけ、みんなで体位交換をしたところ、現れたのは、骨まで見えるような、驚くほど大きな仙骨部の褥瘡でした。異臭も漂っていました。この方は、まさに病院や薬局に来ることのできない患者の典型のような方でした。

看護師がそっと「おばあさんがおじいさんのおむつ交換できないから、私たちが1日何回か交換に来ているの。本当はもっとたくさん来たいのだけどね…」と肩を落として教えてくれました。

「おじいさんに栄養のあるご飯食べさせてね」と医師が言った時、私は先ほどの七輪の魚を思い出しました。きっとご飯は焼き魚なのでしょう。こんな痛がっていて、ご飯はおいしく食べられるのだろうか、座れないから食事も進まないのではないか。手を出せずその場を眺めるだけの私の頭の中は、グルグルと動き始めました。

「薬剤師は薬をつくって渡すだけではない、もっとできることがあるはず…。この人をなんとかしてあげたい」私の心がそう叫んでいました。でも、何もできないこと以上に、どうしたらいいかさえ思いつかない。そんな自分を情けなく思いながらも、訪問薬剤師を前向きに捉えていくきっかけとなりました。

私の気づきのタネは、この日から確実に動き始めたように思います。患者さんの生活の現状を知り、その暮らしの中の健康を支えていきたいという、医療の原点が私の中に目覚めたのです。薬剤師であれ医師や看護師であれ、その使命の原点は「その人の幸福な暮らしを支えること」です。

訪問初日は、医療者として当たり前の倫理観を自覚することができた記念すべき一日でした。

自宅での光景で感じたことをいかに伝えるか

患者さんの自宅を訪問して感じたのは、「人が生活をしていて、その中のほんの少しの時間で服薬する時間がある」という当たり前のことです。

機嫌がよい時には薬もきちんと飲むし、機嫌が悪い時には服薬を勧めても飲んでくれない、あるいは、面倒くさいから明日にするなど、窓口で薬を渡すノウハウとは全く異なる服薬支援の人間模様があることを知りました。

当時は「訪問薬剤師」というものがいなかったのですが、これはきっと早い段階で必ず薬剤師に必要なスキルとなるであろうと十分感じていました。

その後も様々な患家へ訪問を続けました。医師や看護師と一緒なら入れてくれる家でも、一人で訪問すると「今日先生いねぇならいがすがら」などと言われて断られてしまうこともありました。

無力感で落ち込みつつも「薬剤師に何ができるのか」を模索する日が続きました。

もし自分がこの土地の生活者で家族に介護が必要だったら、どうしてほしいだろうと考えました。やはり生活環境を理解する人に来てほしいと思うでしょう。そのためには、訪問する家の環境を知り、地域の習慣を知り、四季折々の行事を知る、そのようなことが必要なのではないかと思うようになりました。

そんな試行錯誤の中で、少しずつできることを積み重ねていきました。

「先生がら血圧測ってくるよう言われたがら、入っていいすかー」などと、血圧計を持参して患者さんの近くに行って話をしたり、自宅で大切にしている仏壇に手を合わせたりもしました。

そうすると、次第に患者さんや家族が変化していくのが感じられるようになったのです。「また薬のこと教えてね」「ばさまがうれしがったって、また来たら上がってけらいねエ」などと声をかけていただくことが増えてきました。

そしてあらかた方言を覚え、自分で話すことができるようになると、畑に「薬やでがすー」と叫ぶだけで「はいらいーん」と言ってもらえるようになりました。

魂のかけらを託される瞬間

この関係が築けてくると、家族からの相談が急に増えてきました。「本当はね、おしっこの回数多くて困ってる」「薬もあんまり飲んでない」などの話もゆっくり聞くことができるようになり、医師や看護師に遠慮して言えないことも、会話の中に出てくるようになりました。

薬剤師としての自分の居場所がほんの少しずつ見えてきたように感じていました。

今のように電子カルテもない時代です。当時はオリジナルで薬歴をつくり記入すると同時に、このような内容を看護師に口頭で伝え、医師と交換日記をしていました。

容態の報告や薬の提案も積極的に行い、できる範囲で患者さんの意に沿うような服薬支援をするよう心がけるようにしました。目の前の患者さんの変化や、家族の変化が見えるようになると、自分でさらなる気づきを探すようになり、やりがいが湧いてきました。

患家への訪問回数は、月に1回の方、2回の方、毎週の方というように、医師に必要な情報が届くよう、こちらからも提案を行い、訪問回数を決めていました。

当時は医療保険で在宅訪問薬剤管理指導料が算定できましたが、やっと月に2回算定ができるようになった程度です。加算なども全くなかったため、在宅訪問だけでは黒字化することはできませんでした。

しかし、地元出身者ではない私たちを、家族のように受け入れていただいた皆さんと出会うことができたのは大きな収穫でした。

患家にはいろいろな事情の家があります。

こぎれいにしたおばあさんがいつも大きな椅子に座ってニコニコしている家では、毎朝、お嫁さんがおばあさんをお風呂に入れていました。「年をとると誰でもきだなくなっから、少しでもおばあさんに会いに来た人に、おばあさんが優しくしてもらえるように、きれいにしておくの」と、少し認知症がみられるおばあさんの手を取って話していました。

ある家では、大きな屋敷で胃瘻のおばあさんを介護しているお嫁さんに出会いました。寝たきりの病人を抱えているのに、大きなお屋敷のような家の中をとてもきれいにしており、薬の管理も完璧にこなしていました。農作業はお嫁さんが行っており、日常生活の中で自然と介護をしている姿に感動したことを覚えています。

実はこのお嫁さんとは今でも付き合いがあり、地域で行っている健康教室に招かれ、昨年、足を運びました。「私たちは姑とかを見送ってきたけど、今は若い人がいないがら、みんな健康でいるようお互い助け合っているんです」と言われたことが忘れられません。

「人との縁」というタネが花を咲かせ、そして次のタネを蒔いた、そんな出会いになっていると感じています。

患者さんと話をするようになり、家族からの相談を受けるようになり、皆が精いっぱいの時間を過ごしても、別れの場面はいつか必ず訪れます。

緊急の薬が増え、薬を持参すると、患者さんが布団の中から手を出して「ありがとねー」「うちの孫もよろしくねー」などと声をかけてくれることもありました。

当時、薬剤師のほとんどは「死」に直結するようなケアに関わることはありませんでしたが、私には訪問薬剤師として関わった患者さんの、魂のかけらのようなものを託されるような瞬間を感じることがありました。

大げさかもしれませんが、私に見えない世界に旅立った皆さんが、今でもどこかで「あんだにあえでいがったやー」と言ってくださっているような気がしてなりません。

第2章

二つめのタネ——変化する医療と多職種連携

新たな土壌「生活に向き合う」

在宅訪問薬剤師の職場経験を積んだのち、いくつかの縁を経て２００９年11月、当時のウエルシア関東株式会社（現ウエルシアＨＤ株式会社 代表取締役社長 松本忠久）に入社することになりました。

その頃、ウエルシアは、創業者の故鈴木孝之名誉会長が、これから在宅医療の一翼を担っていくと高らかに宣言をしたところでした。在宅医療に対する意識がなかなか高まらない薬局業界の中、当時そのような大手ドラッグストアは非常に貴重な存在で、とても先進的に見えました。また、調剤併設というだけでなく、生活に必要な商品をたくさん揃えていたウエルシアは、訪問薬剤師として様々な生活現場を見てきた私にとって、大変魅力的でした。

最初に所属した店舗では、非常にお客様の多い店舗だったため、調剤業務をメインに行っていました。しかし、だんだん顔なじみのお客様の相談にのっていくうちに、ＯＴＣ薬や漢方薬、介護用品などについて様々な相談を受けるようになりました。

私が説明した商品を大事そうにかかえてレジに並ぶお客様の背中を、有り難く思いながら見守る日々が続きました。時には、受診するよう促した方にその後大きな疾患が見つかったこともあり、やりがいを感じていました。後日、処方箋もないのに調剤室に足を運んで、商品の使用感や自身の効果を報告してくれたり、「ありがとう、また相談させてね」と感謝の言葉をかけてくださる方もいました。有難いという気持ちと同時に、お客様からの反応が私自身の成長にも繋がっていることを実感しました。

訪問薬剤師としてデビューしたのは門前型の調剤薬局で、そこには生活に密着した商品がほとんどありませんでした。商品の知識が乏しくて当時はできなかった、「患者さんの生活に向き合う」ことに店舗業務を通じて少しずつ取り組めるようになり、患者さんが「生活の中で疾病とどう付き合うか」を支えていくことに薬剤師の役割があると感じ始めていました。

その後、在宅医療に関わっている店舗への異動があり、そこで私はいよいよ念願の訪問薬剤師として働き始めることになります。私自身の気づきのタネは、ウエルシアという環境の中で、少しずつたくましく成長していきました。

医療の変化と多職種連携というタネ

私が訪問薬剤師を開始した5年後の2000年、介護保険制度が始まりました。介護保険の理念は高齢者の「尊厳の保持」と「自立支援」という基本理念を掲げてのスタートで、背景には、高齢化の進展に伴う介護の長期化や核家族問題による介護者の不足、そして従来の老人福祉、老人医療制度の限界がありました。「寝たきり老人」や「寝かせきり老人」といわれる高齢者は、病院や在宅でも増え続け「社会的入院」が社会問題となっていました。

介護保険施行前の制度では、従来の老人医療と老人福祉が別々のサービス申請であったのに対し、介護保険はケアプランを使用して医療・福祉の総合的サービスを受けられる、利用者主体の自立支援サービスを目指すという仕組みです。今まで市町村が申請に応じて決めていた業者やサービス内容を、利用者自らが選ぶことができるという点も画期的でした。

今まで医療保険で訪問在宅薬剤管理指導料を算定していた訪問薬剤師は、患者さんが医療保険と介護保険を使用する場合は介護保険が優先となり、居宅療養管理指導を算定することになりました。制度開始時は1回550点を月に2回までの算定でしたが、2003年の介護保険改正で薬局薬剤師が月に4回算定できるようになりました。その後、がん末期患者対応の算定、在宅と介護施設のすみ分けなどを経て、現行の算定方法になっています。しかし、制度面では訪問薬剤師のモデルは見えてきましたが、他職種との連携経験も浅いのが現実で、業務が多忙で調剤カウンターから出られない薬剤師にとって、患者宅を訪問するというハードルはいまだに高いのが現状です。

一方、訪問薬剤師の人数や訪問回数も、訪問薬剤師のスタート時から比べ圧倒的に増加しています。介護保険における居宅療養管理指導料の算定回数は2017年で900万回を超え、これに医療保険における在宅患者訪問薬剤管理指導料算定回数を加えると、全体的に薬局による在宅の薬剤管理は飛躍的に進んできたといえます。1995年当時を知る私にとっては、医師や看護師という医療従事者以外に、ケアマネジャーやソーシャルワーカー、ヘルパーなど、生活に入り込んでいる支援者と共に患者さんを支えることができる仕組みは、本当に待ち望んだものでした。

時代の波が遠くに見えてきた

時代が変わってもなかなか変わらないのは、人の意識です。ウエルシア入社当時、訪問薬剤師として連携したいと出向いた行政機関で、商品を売りに来たと勘違いされ「ドラッグストアの方がどんなご用件ですか?」と言われたことがありました。薬剤師が地域の医療支援の中で支え合い、他職種と結び付くような感覚が誰にもなかったのです。

一方、認知症の方を含め、訪問が必要な患者さんは地域に増加してきていました。いつか訪問薬剤師の需要はあると思い、私は、度々行政機関に足を運びました。訪問回数を重ねるにつれ、私の目的を理解してくれる人が現れてきました。

ようやく地域の包括支援センターが集まる研修会で、薬の講義をした時のうれしさはありませんでした。やっと一つ芽が出た、そんな手ごたえを感じていました。その後、私はその地域で在宅訪問を行い、オレンジカフェ（第3章で詳述）を立ち上げ、蒔いてきたタネが芽を出し、育つ姿を見ることになります。

介護保険は施行後20年を迎えましたが、いまだに介護保険改正のたびに様々な問題点が浮上しています。介護従事者の人材確保、処遇改善や認知症ケアの充実、また単身・高齢者のみ世帯の増加への対応も迫られています。そして超高齢社会の進行に伴い、介護保険利用者も増加し、常に先を行く支援方法が求められます。

2016年10月から、厚生労働省の定める一定基準を満たした薬局が、「健康サポート薬局」と表示できるようになりました。地域包括ケアシステムの中で、かかりつけ薬局・薬剤師の重要性はさらに大きなものとなるでしょう。また、2021年4月、「地域共生社会の実現のための社会福祉法等の一部を改正する法律」が施行されます。地域共生社会の実現を図るために、地域住民の複雑化・複合化した支援ニーズに対応する包括的な福祉サービス提供体制を整備することが求められています。

地域住民が抱える課題が、孤立やダブルケアなどを含めて複合化してきています。薬剤師が身近な視点で地域住民が住み慣れた地域で安心して暮らすことができる支援体制を構築し、多職種と連携を強化することは、ますます重要となります。

地域で薬剤師というタネが根付く土壌は確実にできつつあると感じています。

ＭＳＷ・訪問看護師との出会い

地域包括ケア元年といわれた2012年に6000件余りだった介護保険で算定できる居宅療養管理指導費算定薬局数は、2019年には2万5000件を超えました。1996年に在宅訪問薬剤管理指導料算定の薬局が全国で50件だったことと比べると、対応が可能な薬局は飛躍的に増加したといえます。私もウエルシア在職のほとんどを地域の方々に囲まれながら仕事をしていますが、1995年当時と比べてたくさんの職種が地域を支えていることを感じています。

そうはいっても、訪問薬剤師の介入に関しては、なかなか手ごわいスタートでした。地域包括支援センターにも出向いたのですが、薬剤師が患家に介入するという案件にケアマネジャーの理解が得られません。その一つには、訪問薬剤師をイメージできないことと同時に、介護にお金がかかる家族の負担金を、これ以上増やしたくないというケアマネジャーたちの優しい気持ちもありました。もちろん自立した服薬ができていればそれが一番です。しかし、なかには薬剤師が訪問したほうが良い案件があるということも気づいていました。基幹病院のMSW（メディカルソーシャルワーカー）に頼んで、訪問看護ステーションを繋げていただき、飛び込みで訪問を重ねました。

そのうち、「薬は本当に困るのよねぇ」とつぶやく看護師が出てきました。自宅に行くと薬が山のように残っていて、どこの病院でいつ処方されたかわからない、飲んだかどうかわからないような方にはどうしたらいいのかなど、現場ならではの問題点があがってきました。すぐに薬や困り事の相談会を開催しました。有り難いことに、薬のことは薬剤師に相談すると、現場で困っていたことが解決できるかもしれないという雰囲気になりました。

また、訪問看護師にお願いして、褥瘡や認知症の患者さんなどのケアに同行しました。患者さん宅で、服薬支援だけでなく、介護食の相談もできたことは画期的だったと訪問看護師に喜ばれました。こうして他の職種の方々と共に行動することで、薬剤師の役割を理解してもらい、少しずつ信頼を得られるようになってきました。

その後、ようやく訪問看護ステーションやMSWからの報告を通じて、医師から訪問薬剤師の依頼が少しずつ来るようになりました。

多職種連携の中で自分の専門性に気づく

ある時、継続的な医療支援を必要とする患者さんが退院した後、医師の依頼で訪問同行しました。その時は、診療で多忙を極める医師と退院支援看護師、ＭＳＷ、そして当時一緒に働いていた薬剤師が一緒でした。

車を空き地に止め、大都市圏には珍しくあぜ道を歩き、患者宅に向かいました。医師が患者さんを診て、看護師が医師のサポートをする間、日頃窓口業務では得られにくい生活場面の情報を補うため、ＭＳＷと一緒に家族から日常生活の様子を伺い、これからの生活環境の確認をしました。

部屋は1階なので、階段はないから大丈夫。台所も見える間取りだから、家族にも目につきやすいよね。窓に障子があり、木漏れ日の入る畳の部屋で、立派な床の間がある場所にベッドを用意したということは、自宅での患者さんの存在感があるのでしょう。「今はこんな感じになっちゃったけれど、昔はねぇ…」と家族は患者さんの過去について話を始めました。

病院では病人ですが、自宅に帰ると一人の生活者。今の状態を把握して、いかに生活者らしく過ごすことができるか。これこそ在宅療養サポートの腕の見せどころです。

診察後、本人と家族に医師が優しく今日の体調や自宅での注意点を話しています。看護師が少し不安げな家族を励ましています。MSWが自宅での今後の生活についてアドバイスを行い、私たちは服薬について少し説明をして、次回、訪問するタイミングを確認しました。この在宅訪問を通じて、医療の専門職が、互いに役割を持ちながら関わることができるということを実感し、自らの職能と彼らの職能の融合する姿が少しずつ見えてきました。昔味わったような孤独感や、居場所のなさを感じることはもうありません。それは今回のケースのように多職種との連携ができるようになったという環境の変化と、ほんの少し私自身も訪問薬剤師の立ち位置が見えてきた証だったのかもしれません。

専門職としての自覚を持ち、育つためには、薬剤師というタネが育つうえでの土壌づくり、つまりたくさんの仲間と実際の患者さんを通じて得た経験が必要だということを、身に染みて感じた瞬間でした。

ＡＬＳという疾患との出会い

気づきのタネが育つうえで欠かせない土壌づくりの一つである多職種との連携では、思い出深い経験があります。

縁があり、ＡＬＳ（筋委縮性側索硬化症）の患者さんを中心にケアしている素晴らしい介護施設、みやこホーム（鈴木夢都子会長）と出会いました。その施設は、私が当時訪問していた介護施設でご一緒していた医療法人財団ファミーユ理事長、駒形清則先生が担当していました。

ＡＬＳの症状は個人個人で異なりますが、最終的には四肢が動かなくなり、呼吸器を使用し、唯一の会話が瞬きや文字盤など、眼の動きを使ったコミュニケーションになることが一般的です。しかし意識ははっきりしており、耳も聞こえるので、医療従事者の中では最も難度の高い疾患の一つとして挙げられています。

同時に、薬剤の投与量もとても微妙な調整が必要です。患者さんの状態を常に把握していないとその量が決められず、介護施設の看護師は普段から患者さんの体調を大きなグラフに書き込み、きめ細かく管理していました。

　駒形先生は、そのグラフと患者さんの様子を見ながら、頻繁に処方薬剤の量と向き合っており、私たちもALSという疾患に向き合う日々が続きました。やりがいと同時に重責を担う処方を抱えていたのです。

　患者さんと施設スタッフがコミュニケーションを取るのも大変です。言いたいことが言えないため、文字盤をにらみつける患者さんがいれば、辛抱強くその目の動きを追って意思疎通を図ります。そしてそれは24時間、必要な時に継続して行われています。

　私はALSの患者さんは知っていても、今まで日常で出会うことはほとんどなかったため、目の前で行われる重度介護への支援に大きな驚きを感じました。その一方、患者さんに寄り添う施設スタッフや、医師の献身的で愛があふれる姿に、自分にも何かできたら、という思いがかき立てられ、スタッフの動きに合わせて精力的に仕事をしていました。

「全力でひたむきに生きる」を支える

ある時、ＡＬＳになって長年寝たきりの、60歳くらいの男性の患者さんの部屋に行きました。継続して訪問している患者さんでした。四肢は全く動かないのですが、声は元気で、いつも私が部屋を訪ねると話しかけてきます。最近少し声がかすれてきて気になっていましたが、本人が言い出さないので普通に話をしていました。

「先日がお誕生日だったので、本人のベッドサイドで一緒にお祝いしたのよ」とＡＬＳ疾患のベテラン看護師で、当時施設長だった鈴木さんから聞いていたので、部屋に入ると「先日、お誕生日でしたね」と声をかけてみました。でも少し浮かない顔をしています。

すると突然、私の顔を見てこんなことを言い出しました。「きっと気づいていると思うけれど、少しずつ声が出なくなっている。もしかしたら間もなく声が出なくなるかもしれない。体調も少しずつ悪くなっているような気がする。きっと俺は今年死ぬ。もう死ぬかもしれない俺に、どうしてこんなに構うのか。もっと元気な人に会いに行って。ここにはもう来なくていいから」

私は絶句しました。言われた単語が頭の中でグルグルと回り始めました。完全に頭の中が真っ白になり動転しました（どうしよう…）。私だったら同じ症状でどんなことを思うだろう、と咄嗟に考えました。

一呼吸おいて、まるで私は誰かが私に乗り移ったかのように話し出しました。

「そうですよね、確かに少し声がかすれてきたことは気づいていました。4か月前くらいに比べると声も出にくくなっているし、もしかしたら体調も良くないかもしれない。声が出なくなる時が来るかもしれないし、気持ちも不安で押しつぶされそうですよね。でも、もしあなたの声が出なくなっても、私に目で伝えてくれれば、あなたが私に何をしてほしいかわかるように、今からもっと私にたくさんのことを伝えてもらえませんか？　いっぱいお話をしてみませんか？」と話しかけました。

患者さんは大粒の涙をぽろぽろとこぼしました。私も患者さんの顔が歪んで見えてきました。ぽろぽろと涙が出て止まりません。どちらからともなく「ありがとうね」と言いながら、その声も震えています。患者さんは四肢が動かないため、涙をふくことができません。そっと涙をふいて、「また来ますからね」と声をかけました。その後、予想通り容態が悪化し、入院して最期を迎えたという報告がありました。声が出なくなった時に助けてあげるという役目が果たせないまま、私の知らない世界に旅立っていきました。

薬剤師には、患者さんの看取りに向き合うという機会はなかなかありません。しかし、この経験は私の中にまた一つ、とても大きな気づきのタネを植え付けました。

薬剤師としてもっと何かできたのではないかという挫折感と共に、「患者さん」との向き合い方をあらためて考えさせられる経験でした。薬剤師として、ひたむきに生きようとする方の声を聞き心から寄り添う、そして、精いっぱいのケアをその日その日に誠意を持って提供する、薬や処方とは別の「人としての関わり」という大事な気づきを与えてもらいました。

私一人では得ることができないこの経験も、全力で患者さんに向き合うスタッフがいてこそ巡り合えたのだと思います。

お父さん、お母さんだと思って来てくれる？

高齢独居や老老介護、親戚との繋がりの薄さなどによって孤立した環境は、やはり地方より首都圏で増加しており、今後の超高齢社会の課題でもあります。仕事を求めて都会に来る、あるいは視野を広げるためなど、それぞれの事情の中で都会に住み続けた人が高齢になっていく、そんな患家にも訪問を重ねていました。

訪問薬剤師の依頼を受けたそのお宅は、お世辞にも大きいとはいえない2階建ての一軒家でした。2階に行く階段は急で、すでに夫婦共々階段を使うことはできなくなっていました。初回の訪問時にはケアマネジャーが同行し、「薬剤師さんが入ってくれるから心強いよね」とお二人に話しかけてくれました。

「こんなに若い方が出入りしてくれるのは、家に活気が出るようでうれしいねぇ、お父さん」と奥さんが話しかけていました。奥さんは要介護1で杖歩行、旦那さんは要支援2だったのですが、糖尿病と認知症を抱えており、旦那さんの服薬支援で介入した事例でした。

しばらく、雑談をしたころでしょうか。人懐っこそうな奥さんが「ねえ、薬剤師さん。お願いがあるんだけどねー。良かったら私たちのこと、ただの患者さんじゃなくて、お父さん、お母さんだと思って来てくれる？　私はね、お父さんは、病気っていうより本当は少し物忘れがあるだけだと思っているの。まだまだ私たちは気持ちだけでも元気でいたいし、病人として見られるのは何となく苦しいの。最近は隣近所とも付き合いがなくて、お父さん以外に話すのはケアマネジャーさんしかいなかったから来てくれるとうれしいわ」

気持ちはよくわかります。元気でいたいと願う気持ちは誰しも同じです。「自分は病気なんかじゃない、もう少し誰の世話にもならずに頑張れる」そう言い聞かせながら80代の二人が支え合って、ここまで生活を重ねてきたのだと思いました。

最初の訪問からこのような提案は珍しいですが、私にとってもとてもうれしい話です。それ以来、リクエストに応えて、訪問時には「ただいまー」と言って玄関から入り、「お父さん、お母さん」と呼びかけるようになりました。

夜の緊急訪問で服薬支援

そんなお父さんが最初に「これ、見て」と出してきた手帳は、ところどころ汚れている糖尿病の手帳でした。まめに記載しており、インスリンも使用できていることが確認できました。しかし、手帳の汚れには血痕も見られたため、自宅の衛生用品の確認もしようと思い、救急箱を出してもらいました。中には期限の切れた薬がたくさんと、少し変色したようなガーゼが入っていました。初日は、お父さんのおかげで自宅の救急箱の整理ができました。

ある日の夕方、お母さんから薬局に電話が来ました。聞くと、「お父さんが急に内視鏡の検査になり、明日の朝から血液をサラサラにする薬を服用しないよう言われたのだけれど、どうしよう…」という相談でした。薬は一包化されており、朝に該当する薬が出ています。「仕事が終わってからなので遅くなりますけどいいですか?」と確認し、夜8時過ぎに伺いました。

「ごめんねー、疲れているのに。でもどの薬も同じように見えるから困っちゃって」

二人ともお風呂に入った後のようで、パジャマで仲良く一緒に何かをしていました。よく見ると、子供用のジグソーパズルです。「お父さんがね、物忘れがひどくならないように毎晩一緒にパズルしているの」と少し恥ずかしそうに話してくれました。

最近では認知症も「病気」であると認識されるようになりましたが、お母さんの年代は「認知症＝ボケ」であり、人には言えない雰囲気が色濃く残っていました。やっぱりお母さんは気にしていたのだと心の中で思いながら、「血液サラサラの薬だけ外しますね」と一包化の袋から小さな錠剤を1粒ずつ外し始めました。

服用薬剤数は決して多くはありませんが、透明な小さい袋の中に入っている同じような大きさと色の薬の中から、製品番号を確認して1粒を拾い出すことは患者さんには困難です。数日間分を取り出し、「終わりましたよー」と声をかけると、「本当に有り難う、これで安心だよね、お父さん」とほっとした様子でした。

足の悪いお母さんが薬局まで薬を持参することは困難です。方向に不安があるお父さんはなおさらです。この家に訪問薬剤師が介入していなければ、とても困っていたでしょう。在宅の服薬支援では、今後こういう事例が増えていくのだと思います。

お父さんの訃報

ある日、後から思い起こすと虫の知らせのような出来事がありました。

訪問薬剤師として伺っている患者さんの写真が欲しくて、お母さんとお父さんに並んでもらい、携帯で写真を撮らせていただきました。お父さんの趣味はカメラだったものの、「二人で一緒に撮った写真はもう何年もないからうれしいわ」とお母さんに声をかけられました。写真を講演のスライドで使ってよいか聞くと、お母さんが「お父さん、この年になって俳優デビューできるかもね」と言い、みんなで大笑いしました。

実は、この日がお父さんと話した最後の日になりました。

ケアマネジャーから突然電話が来ました。お父さんが朝起きたら亡くなっていたと。夜中に一度トイレに行くのが習慣で、朝起きたらもう、息をしていなかったそうです。先日、大笑いしながら写真を撮って1か月もたっていなかったので、驚きで声が出ませんでした。

認知症の服薬支援で入った患者さんでしたが、このような突然死もあることに今さらながら気づかされました。

お父さんの訃報を聞いて、声をかけるのもためらわれましたが、すぐにお母さんに電話をしました。

「お母さん、大変でしたね」

「そうなの、大変なことになっちゃって…。警察の人が来てびっくりしちゃった…」

いつもと変わらない話し方でしたが、おそらく不安と悲しみでいっぱいだったのだと思います。

以前から、商売をしながら子供を育てたと聞いていました。ずっと二人で一緒に何でもやってきて、お互いかけがえのない存在だったということが、言葉の端々に込められていました。

それだけに、気丈な声が余計私の心配を大きくしました。

早くお母さんに声をかけたいと思い、次の日、先日一緒に撮った写真をプリントして、他の訪問の帰り道に立ち寄りました。

お父さんがあの世から私を呼んだ

「ただいまー」と声をかけると、お母さんが杖もつかずに駆け寄ってきました。「小原さん、お父さん死んじゃったの」と言ってそのあと嗚咽でしばらくは言葉になりませんでした。しかし、次の言葉が驚きの言葉でした。

「お父さんが小原さんのこと、呼んだのよ。今から納棺なの。ねっ、一緒にお願い」

そっと中を見渡すと、葬儀屋が4人、お母さんを含めて家族が3人控えていました。私の実家は仙台ですが、父が亡くなった時には親戚や隣近所が集まり、納棺でも20人程度の人がいたことを思い出します。あまりにも少ない人数での納棺に「お母さん、ご親戚にはご連絡したの？」と声をかけると「この年だし、遠いもんねえ」と遠くを見るような眼差しでつぶやかれました。ということは、これで全員…。納棺直前に飛び込んだ私に、お母さんが声をかけるのも無理はありません。

私は訪問薬剤師ですが、企業の一社員でもあります。日頃よりウエルシアHD池野隆光会長は、「これをしていいかどうか迷った時は、一番先にそのことがお客様のために良いことかどうかを考えなさい」と言われています。一瞬この言葉が頭をかすめましたが、どうしてよいかわかりません。その場で立ちすくんでいるうちに、納棺が始まってしまいました。

短時間で儀式的なものとはいえ、自宅の布団から棺桶に身柄が収まっていく様は、つい先日まで元気に笑っていたお父さんとは異なります。

（そうだ…）カバンの中から写真を出しました。つい先日携帯で撮った、お父さんとお母さんが一緒に写った写真です。

「お母さん、この前撮ったお父さんとの写真をプリントしてきたから、お棺の中に入れてもいい？」と声をかけた時にはっとしました。

そういえば二人は何年も一緒に写真を撮っていなかったはずです。きっとお父さんはこの写真を持って旅立ちたかったのではないか、そのために私を呼んでくれたのではないか、と。

私は預言者でもなければ悟りを開いているわけでもありません。しかし、そのくらいいろいろなタイミングが重なり、お見送りがあったのだと思います。

都会の在宅訪問で出会った縁の中には、このケースだけではなく、圧倒的に独居または老老介護のケースが多いと感じています。また隣近所との縁が薄いことも感じます。

最近では医療過疎地に行くと、そこで暮らしているのは高齢者ばかりという環境がありますが、まだ町内会や婦人会といったものが細々とあります。都会と地方の環境を簡単に比較するのは難しいかもしれませんが、少なくとも地域ごとに生活環境が異なり、家族の繋がりや、旅立つ環境まで異なるということをあらためて感じた訪問になりました。

死を経験した医療職には、その後の関わりも大きな課題です。残されたこのお母さんの行く末は、関わった医療職にはとても気になります。最近では「遺族の会」という関わりも一部では始まっていると耳にしますが、それはまだまだ身近なものにはなっていません。

多くの薬剤師は「そこまでやるの？」という疑問を持つと思います。「時間がない」という人もいるでしょう。「忙しくて…」という薬剤師もいるかもしれません。しかし、その私たちを必要としている高齢者や難病を持つ人たちが、いかにたくさんいるかをあらためて感じています。そしてその中には、皆さんの母親や父親、大事な友人も含まれています。

変化する医療の中で薬剤師の働き方や求められていくことも変わっていきます。患者さんや家族のみならず、他の職種の方々とどこまで連携を深め、共に患者さんに寄り添えるか。そのための土壌づくりとタネの成長が、これからの私たちの専門性を担保し、近い将来必ず訪れる「私たち自身の老後」をより素晴らしいものにすることになると信じています。

第3章

三つめのタネ
――地域包括支援センターと他職種の繋がり

地域包括支援センターは地域包括ケアシステムの要

２０１２年、「地域包括ケア元年」という触れ込みで、「地域包括ケアシステム」という単語が一気に業界を駆け巡りました。多くの議論を経て地域包括ケアシステムのイメージ図が提示されたことは、それほど古い記憶ではないはずです。その中にある重要な場所の一つが「地域包括支援センター」です。

地域包括支援センターは、現在全国に７０００カ所以上、中学校区に一つの範囲で設置され、市区町村の直接運営７割と委託３割の比率になっています。また、委託のうちＮＰＯや営利法人などが行う事例は２％未満で、ほとんどが社会福祉法人や社会福祉協議会が担っています。そのため、地域包括支援センターの設置場所は、受託先の事業所内に併設されているケースがほとんどです。地域包括支援センターに相談に行く時には、社会福祉法人で運営する特別養護老人ホーム、あるいは施設の中などを訪ねるケースがほとんどで、何となく「入所が必要になった時、または病気になった時の相談場所」というイメージです。

地域包括支援センターの職種を見ると「主任ケアマネジャー、社会福祉士、保健師（看護師）」の3職種を配置するよう記載されています。これは、「介護、福祉、医療」が同じ屋根の下で働き、それぞれの職種の関係者が地域包括支援センターの中で連携していく姿を指しています。地域包括支援センターは、地域包括ケアシステム構築の要の場所として、地域住民の健康情報をもとに数々の支援を行っていくハブステーションの役割を持っています。ちなみに、2011年度の「地域包括支援センター業務マニュアル」では、次のように紹介されています。

＜地域包括支援センターの目的＞

地域包括支援センターは、「地域住民の心身の健康の保持及び生活の安定のために必要な援助を行うことにより、その保健医療の向上及び福祉の増進を包括的に支援することを目的とする施設」（介護保険法第115条の45）です。つまり、高齢者が住み慣れた地域で安心して過ごすことができるように、包括的及び継続的な支援を行う地域包括ケアを実現するための中心的役割を果たすことが地域包括支援センターに求められています。

民間企業に地域包括ケアは難しいのか

地域住民の健康情報が集まるということは、地域包括支援センターを運営することにより、地域住民の情報は否応なくわかるということです。そのため、地域包括支援センターの運営が、自社の事業への誘導に当たるのではないかと問われた時期もありました。

しかしながら、民間企業のように、やればやるだけ利益になるという世界ではありません。そもそも、福祉事業のスタンスは「公益性＝非営利」であり、営利を目的にするということは制度としてなじまないのです。

また、地域包括ケアの構想時には、現在のようにこれほど多額の介護財源がかかるということが不明確で、しかも高齢化と少子化が国の財政圧迫になるとの議論までは出ていなかったと思います。むしろ「介護予防事業」が進めば介護になる人を「早めに改善」し、結果的には介護財政は軽減するとの見通しもありました。

しかし、増え続ける介護の費用は当初2兆円から10兆円へと膨らみ、「このままのスピードでいけば25兆円にまで達する」との試算も出てきてようやく、「介護費用の軽減をしないと財源がやっていけない」という議論が進んできたのです。

この大きな転換がその後の「自費サービス」や「介護保険外サービス」を生む要因となっていきますが、その前段階として「NPOや民間企業の地域包括ケアシステム参入拡大」が考えられてきました。

地域のハブステーションとして行政と共に取り組む地域包括支援センターは、民間企業としてもお客様が本当に困っていることを拾い上げられる場所でもあるため、本来は非常に魅力的な仕組みです。とはいえ、いままで地域住民から離れた場所にいた民間企業ほど、地域に入り込むためのノウハウは見えていなかったでしょう。

さらに民間企業から見ると、直接的な収益性が見えにくい地域包括支援センター事業への参入は積極的に検討しづらく、あえて火中の栗を拾うことにためらいがあったのも事実でした。

認知症患者のための場所をつくる

２０１５年1月、厚生労働省は「認知症施策推進総合戦略（新オレンジプラン）～認知症高齢者等に優しい地域づくりに向けて～」を策定し、７つの柱を掲げました。そこには、本人を主体として認知症の容態に応じた、適時・適切な医療と介護等の提供を連携して行うこと、認知症理解向上のための研修実施の推進が掲げられています。

この柱にある「認知症の人やその家族が、地域の人や専門家と相互に情報を共有し、お互いを理解する」ための場所が、認知症カフェ（オレンジカフェ）です。

オレンジカフェとは認知症の患者さんとその家族が引きこもらないようにするため、相談できるような場所です。今でこそ認知症は「病気」として認識されていますが、数年前までは、認知症の理解は一般的にまだまだ乏しかった記憶があります。「物盗られ妄想」や「徘徊」などが病気であるということを説明しても、なかなか理解は得られませんでした。認知症は患者本人だけでなく、疲弊した家族を支えることも求められます。家族のつらさは、私自身が在宅現場で十分経験していました。

認知症の患者さんと家族の支援について、いよいよ実働が必要になりましたが、具体的な活動イメージを描くことが難しく、行政も私たちも頭を抱えていました。

そこで、当時足を運んでいた地域の認知症地域支援推進員と「オレンジカフェ」の在り方検討会を半年かけて行い、行政の方とも新しい情報を共有できる関係になっていきました。当初は認知症を支える話が中心でしたが、互いの相談内容が地域の困りごと全般にわたっていきました。まさに「自分が住み慣れた」地域でコツコツと蒔いたタネが着実に芽を出してきているという感覚で、地域から「この案件はウエルシアに相談すればいいね」と思われる雰囲気が少しずつ出てきていると感じました。

当時私は、ウエルシア本部「在宅医療連携室」で在宅医療と薬剤師の役割を様々な職種の方々に周知する仕事をしていました。それまでの「調剤室の業務」から「地域との連携業務」へ所属が移り、地域の困りごとを聞き、薬剤師として、また在宅医療を推進するドラッグストアとして行うべきことを模索していました。さらに、「地域の資源」を有効に繋げるため、官民一体となった連携のネットワークづくりの必要性を感じていました。

オレンジカフェの立ち上げ

そうした中、「オレンジカフェ」の在り方検討会が具現化して、埼玉県内で地域包括支援センター主催のオレンジカフェが立ち上がりました。

認知症の本人と家族が引きこもらないようにという背景でしたが、さて、オレンジカフェを「どんなカフェ」にしたらよいのか見当がつきません。カフェだから、何か飲食ができたほうがいい？ 深刻に悩んでいる方にはどう対応したらいい？ 暗い雰囲気にならないように、お日様が入るような部屋がいいのではないか、いやいやあまり明るいと落ち着かないから、など試行錯誤を重ね、参加者とゆっくり日常の話をする方向に落ち着き、その中の少しの時間で薬の話をすることも決まりました。

初めてのオレンジカフェには30人以上の方が集まり、近隣の施設からも参加者がありました。手づくりの案内板や、テーブルに置かれた折り紙、装飾など、和やかになるような配慮もされていました。私は「薬の飲み方と薬剤師への相談」という内容で話をし、日常の介護現場とは異なる、新鮮で楽しい時間が過ぎていきました。

初回は大成功を収め、すぐに地域で話題になったことから、その後、複数ある地域包括支援センターのいくつかのオレンジカフェにも参画していくことになります。

ある日、1本の電話が鳴りました。「こちら白岡市の高齢介護課です。来月から当地でもオレンジカフェをお願いしたいのですが」と突然の相談です。地名は知っていたもののほとんど足を踏み入れたこともなく、面会の記憶もありません。他地域のオレンジカフェを見学した時に行政の方が私の連絡先を教えたのだそうです。これはうれしい驚きでした。

「来月からは無理ですが、再来月からでしたら…」と話をして、早速準備に取りかかりました。何回も立ち上げを経験していたので、仕組みとしての不安はありませんでした。あとは地域特性にうまく入り込むことができるかがポイントでした。

依頼のあった埼玉県白岡市は人口5万人規模ですが、単独の町が市へ発展した勢いのある地域で、昔ながらの伝統や地場産業を育成し、健全な財政運営で大きくなった地方自治体です。近隣のウエルシアの店舗や地区担当者から情報を収集するなど大急ぎで準備をし、ようやく白岡市のオレンジカフェが小さな産声を上げました。

「地域の力」で一体感が生まれる

白岡市では、月1回オレンジカフェを開催しています（新型コロナウイルス感染症予防のため休館中 2021年3月末日まで）。オレンジカフェでは、参加者が飽きないようセミナー形式だけでなく、健康測定、脳トレや体操など様々な活動を行います。セミナーの協力企業の方には、専門職セミナーのように内容を盛りだくさんにはしない、スライドの文字は大きく、などいくつかのお願いをしました。最初の受講者数は6人でしたが、参加者の口コミで30人以上集まる会に成長しました。

実際に体験した人からの口コミは、情報拡散の原動力になります。チラシやポスターだけではなく、「勉強になったのよ」「楽しかったわ」そんな参加者の直接的な声によって、白岡のオレンジカフェは大きく成長していきました。

特にうれしかったのは、男性の参加が増えてきたことです。地域イベントでは、なかなか男性の集客が難しいということをよく耳にしますが、この地域は男性が積極的に参加をしており、「新聞の健康記事欄が簡単に理解できるようになった」という声まで届くようになりました。途中からは近隣のグループホームにオレンジカフェの活動を委託し、連携して活動するようになりました。

驚いたことに、当初は受け身だった参加者が活動を通じて少しずつ変化し始めたのです。開催当初は何となくお客さんといった感じで座っていた方たちも、質問をしたり、合いの手を入れたりと、みんなで一緒に考えるスタイルに変化していきました。「フレイル予防」「認知症ケア」「地域包括ケア」といった課題をみんなで一緒に考える、そんな雰囲気が出てきました。次第に参加者同士が仲良くなり、初めて来た方には声をかけ、みんなで笑い合う時間も増え、会の中に一体感のようなものが生まれてきました。そのうち何も宣伝をしていなくても、「先日もウエルシアさんに行ったのよー」などと声をかけていただくようになり、店舗の商品についての質問を受けるようになってきました。少しずつですが、地域の方が同じ方向に向かって動き出している感覚を感じました。

私はここで、「地域の力」を学ぶことになりました。

全く知らない土地で、知らない方を集めて、良いことを継続するというタネを蒔くと、気づいたら芽が出てくる、それはすべて「地域の力」によるのです。

私自身にとって、この地は「知らない土地」です。一方、オレンジカフェに集まる方たちは地元です。初めは、ここで生まれ育った人ばかりだと思っていたのですが、よく聞いてみると、「私は10年前にここに来たのよ…」という方や、「結婚してここに来たから、もうここが故郷のようだわね」という方もいて、決して皆さん「地元」のヒトではありません。それぞれが様々な人生体験の中で、今こうして一緒にいるということなのです。それぞれがオレンジカフェを通じて互いが繋がっていく。やはり「そこに住んでいる人たち」という「共通の生活感」が互いを引き付ける、つまり「地域の力」があるように感じました。

私が体調を崩し、数か月オレンジカフェに参加できなかった時には、後に話を聞いて心配のあまり一緒に泣いてくれる参加者の方もいました。

このようなご縁で地域住民の温かい気持ちに触れるにつけ、「ここに地域包括支援センターができればいいのになぁ」という思いが強くなっていきました。

ウエルシアの全社的な地域包括ケアへの取り組み

地域との関わりの中で、ウエルシアにもあるいはドラッグストア業界にも、地域包括支援センターのような「地域の困り事相談所」「気軽に集まれる場所」ができたらと、何となく思っていましたが、そのチャンスは突然訪れました。

白岡市が地域包括支援センターの公募を開始、ホームページに掲載されました。その一方で、数々の地域住民に寄り添う形の事業を展開してきたウエルシアでも、「地域包括ケア」についての関心が高まっていました。

地域包括ケアシステムの構築に向け、市町村が主体となり、地域住民の包括的な支援を目的とした地域包括支援センターが設置されています。住民の健康の保持および生活の安定のため、それぞれの専門職がチームで支えています。さらに、2040年を視野に地域共生社会実現のために、「世代や属性を超えた」地域づくりの支援がうたわれています。これからは、既存の地域資源を生かしながら、健康維持のために「自分たちで解決する地域社会」へと変わっていかなければならないのです。

ドラッグストアには、薬剤師や管理栄養士など、お客様の生活ニーズや健康の相談事をいち早く察知し、必要な職種と連携を行い、共に最善の策を考えることのできる専門職がいます。また、より良い製品や医療情報の提供を行う場所としても大きな役割を担っており、「人財、場所、情報」が揃っています。

日常生活支援を継続しながら、必要な医療支援を行い、孤立化を回避するためには、ウエルシアのような調剤併設型ドラッグストアに地域包括支援センターがあることはとても意義深いことだと思いました。ドラッグストアは「自分で買い物に行くところ」です。まさに「本人の選択が優先される仕組み」であり、これほど最適な場所はありません。

賛否両論はありましたが、「全社的に取り組んでいく事業にする」ことが役員会で決まりました。受託先はウエルシア介護サービスとし、白岡市の地域包括支援センターの受託公募に手を挙げました。そして、多くの方のサポートのおかげで、無事に受託することが決まり、新しいチャレンジの第一歩を踏み出そうとしていました。

「しあわせの街づくりをおてつだい」ウエルシアハウスの誕生

2017年4月、埼玉県白岡市地域包括支援センター「ウエルシアハウス」は、ウエルシア白岡店の駐車場敷地内に、駐車場5台分のスペースで開所することに決まりました。

2階建ての木造建築は、一見するとログハウスのような雰囲気でした。受託が決定した1月末から始まった建設作業現場では、地域の皆さんから「一体何ができるのかしら?」と思われていたようです。2階を地域包括支援センターとして機能する一方、1階は地域住民の集う場所として、開放スペースにしました。

これまでの白岡のオレンジカフェを通じて私が感じていたことの一つに、「食に対して強い興味を持っている人が多い」ということがあります。

そこで、1階の開放スペースにはキッチンを設けました。例えば「高齢者の料理教室」や「男の料理教室」をイメージしていました。

また、「地域包括支援センターを地域住民に知っていただくため、見える化します」

とプロポーザルで宣言したので、すべてをガラス張りにして、明るく開放的な雰囲気をつくるようにしました。

同時に個別の相談にも応じることができるよう、相談室も用意しました。ここは座ると空が見え、心が落ち着く気持ちの良いスペースです。

「全社的に取り組む」といっても、社内の誰もが地域包括支援センターの本当の姿を理解しているわけではないというのが実情でした。介護が必要な方だけではなく、認知症の方や子供、障害者、健康な方の相談にも応じる場所として、どのようなことができるのか。ケアプランを立てるだけの場所ではない、地域住民のための場所として何が求められているのかを模索する日々が続きました。

職員の多くが白岡市での仕事が初めてだったこともあり、一つの相談を受けてもその方の住んでいる地域性や周辺事情がわからず、また、医療情報を確かめるにも、その病院の窓口がわからず、医療機関に迷惑をかけるという、毎日が悪戦苦闘の連続でした。

当時は公助と互助を基本に支援するといわれていた地域包括ケアシステムも、前述した高齢化に伴う財政難で自助、共助が中心の事業に変化しており、今振り返ると、私たちの立ち上げはその過渡期にあったのだと思います。

訪ねてきたウエルシアの役員から「何かキャッチコピーのような看板を出してはどうか」と提案があり、「しあわせの街づくりをおてつだい」と掲げ、いくつかの項目を書いた看板を出しました。これでようやく私たちのウエルシアハウスの理念のようなものができ、「ここは何をするところ？ どんなところ？」と訪問する地域の方にも、「ここは皆さんが元気になって、幸せになるための場所です」と説明できるようになりました。

開所当時は月に10人程度しかいなかった相談者も、この看板も一つのきっかけとなり、2年後には毎月４００人以上が利用するようになり、徐々に地域住民の手によってこの場所がつくられていくことになります。

タネを蒔く場所さえ見つけられずにさまよっていた時代から、ようやく芽を出し始めたという手ごたえを感じていました。

中小企業家同友会と同志に

ウエルシアハウスの福田英二さんは、元々江戸川区にある「暮らしの保健室かなで」を小林健一郎先生や斎藤貴之先生（こばやし歯科クリニック）、江戸川区医師会事務局だった土屋賢一さんと一緒に立ち上げた方です。木のぬくもり溢れるこの場所は、民間型地域包括支援センターのような機能を目指した場所となっており、地域連携が進んでいました。

ウエルシアハウスが開所して数か月たったある日、江戸川支部同友会のご縁で、埼玉県の中小企業家同友会の方々が訪ねてきました。中小企業家同友会は、全国の中小企業家たちが自主的な努力により活動する集まりです。地域づくりには気心の知れた仲間が必要になりますが、身近なボランティアやＮＰＯと繋がる機会は多くありません。その点「国民や地域と共に歩む中小企業」を掲げる中小企業家同友会なら、私たち民間企業が地域包括ケアシステムを担う存在になるために欠かせない「同志」になれるのではないかと期待が高まりました。

彼らから「ウエルシアハウスで週1回、定期的なカフェをしたい」という提案がありました。ほとんどの中小企業は、従業員が少ないので、仮に家族の介護などで従業員が退職すると会社の存続に大きく影響するという切実な実態があったのです。

そこで、カフェを通じて自分たちの親世代へ情報を提供したり、居場所をつくったりすることで、「健康寿命の延伸」を担い、この仕組みが介護離職を防止するきっかけになるのではないかという提案でした。

当時のウエルシアハウスは医療生協が主催するおしゃべり会や、ウエルシアが主催するフレイル予防の勉強会などを不定期に行っていましたが、定期的に他の団体が使用するイベントは初めてでした。

早速、毎週木曜日の午後2時から4時まで、それぞれの企業の特徴を生かしたセミナーの開催が決まりました。セミナーはすべて手弁当です。貴重な勤務時間を割いて、毎週木曜日に集まるのは大変だったと思います。運営を先行投資と思えば割り切れますが、それすらも未知数な「地域カフェ」での試みは、本当に冒険的な船出でした。

どんなカフェかわからない「どうゆうカフェ」がスタート

同友会のフットワークはとても軽く、イベントカレンダーの作成、ロゴの作成、啓発ののぼりなどがあっという間に届き、イベントの計画や、予算組み、発注など、素晴らしい手際の良さでした。２０１８年1月より「どうゆうカフェ」という名前で週1回のイベントがスタートしました。名前の由来は、当然ながら同友会をもじって「どうゆう」を付けましたが、もう一つの意味に「どんなカフェかわからない」、「どうゆうこと？」という遊び心もありました。

建築、栄養、清掃、鍼灸、パソコン、保険、相続など、生活に近い様々な職種が一気に集まりました。栄えある初回こそ参加者0人の残念なスタートでしたが、その後口コミで話が広がり、2年目に入ると毎回常時20人以上が参加する会になりました。毎回2〜3人は新規の参加者があり、2時間のカフェの時間は、その場所で新しい友達ができる、地域住民の大切なコミュニティサロンに進化していったのです。

「どうゆうカフェ」をきっかけに、様々な集まりがウエルシアハウスで始まりました。

参加者などの口コミが広がり、赤ちゃんから高齢者まで、元気な方から介護を必要とされる方まで、月間500人以上が集う場所になりました。その評判も、当初の「あの場所はなんだかわからない」から、「とってもいいところだからぜひ行ってみなさいよ」へと次第に変わってきて、今ではすっかり地域に根付いたものになっています。

どうゆうカフェのもう一つの発見は、このセミナーの特色である「セミナー4割」「おしゃべり6割」という運営にもあります。できるだけ「話しやすい雰囲気をつくろう」というコンセプトで、セミナー中にも手があがり、質問が出る「相互討論会」のような雰囲気を持っていました。このやり方は、「黙っていい話を聞く」という従来のセミナーではなく、自分たちの身近な問題に対して「専門家からアドバイスをもらう」という関係をつくっていきました。そして驚くことに、質問の質がどんどん向上してきました。社会の第一線で活躍してきた参加者の学ぶ意欲が、ウエルシアハウスのイベントを通じて自立型に変化してきたことは予想外の収穫になりました。

※この活動を通じて、2019年3月よりNPO法人ほわいとカフェが誕生、イベントも「ほわいとカフェ」になりました。

地域の普通の人たちが地域社会をつくる

「人が人を呼ぶ」といいますが、ウエルシアハウスに関わってくださった方々が、様々な縁をつくり上げています。

ある時は、台湾の衛生福利部などから30人以上の方が視察に来られ、日本の地域包括ケア、日本と台湾の高齢化について、ディスカッションを行いました。大学関係者、行政機関、民間企業の方も参加し、それぞれの立場から意見を交わしました（台湾の視察団については、第5章で詳述しています）。

こうした高名な方々だけではなく、日頃は地域に住む「市井の方々」が集まります。地域社会は本来ごく普通の暮らしを続ける「普通の人たち」の集まりです。その何気ない日常を大切にし、地元で生きていく。大きな変化や飛びぬけた出来事もなく、安心して過ごせる毎日が続いていく。そうした地域社会をつくることが、「地域共生社会の実現」の目指すところだと感じます。地域住民の方々もそれぞれ、様々な人生を歩んでいます。セミナー後のおしゃべり会などで、元パイロット、元大手企業の役員の方、作家など、豊かで素晴らしい人生を過ごしてきた先輩方の現役時代の話、貴重な経験談や人生観が披露されることも多く、同友会のメンバーも「どちらが教えてもらっているかわからないね」と驚くほどです。

このような地域資源を掘り起こし、連携していくことこそが地域包括ケアシステムの大切な役割です。ウエルシアハウスは来所する方々に育てていただいているのであり、私たちは皆様からの温かい応援の下、白岡市地域包括支援センターウエルシアハウスというタネを蒔いたに過ぎない、ということを最近強く感じています。

国は地域共生社会の実現を進めるために、地域住民の複雑化・複合化したニーズへの支援体制の構築を打ち出していますが、「どうゆうカフェ」は、まさにその実験場です。世代や属性を超えて地域住民同士が交流できる場が求められている今、地域住民や地域の多様な資源が主体となる居場所を提供するのは、先を見据えた活動でした。地域住民が全世代型として参画し、つながることで、住民一人ひとりの暮らしと生きがい、地域をともにつくっていく社会を目指すという方向性を、白岡市は見事に体現していると思います。

気づいたタネを渡して蒔いてもらう

在宅医療や地域包括ケアに関しては、必要な方に気づいたタネを渡すことも大事なのだと感じています。

その象徴的な事例の一つが、地域包括支援センターウエルシアハウスからの電話でした。

「担当になった利用者さんが薬を20種類以上もらっていた。ご家族の話では、本人に聞いてもよくわからないが、薬は多いような気がする。自宅には薬が余ってあふれているし、副作用も心配だ」との相談でした。担当者の声からは、患者さんを何とか良くしたいという責任感が伝わってきました。

確かに20種類以上薬が出ている患者さんの一包化をしたこともありますが、今回のケースは主疾患や薬剤名を聞くと、そんなにたくさんの薬はいらないような気がしました。そこで、利用者さんが今まで薬の量について病院で聞いてみたことがあるかなど、いくつかの質問をしました。

その後、利用者さんが診察時に、付き添いの人と一緒に在宅支援室の看護師と話す機会があり、相談したそうです。看護師から医師に伝えてもらった結果、驚くほど薬が減り、10種類以上の減薬になったようです、とほっとしたような声で報告の電話がありました。対応の早さに驚くと同時に、このような連携が社内同士でできるのは、全国唯一だと胸を張りたくなりました。

もちろん、本来調剤の時点で担当になった薬局の薬剤師が関わる案件でしょう。しかし、お薬手帳を複数持っている、あるいは他の薬局で薬を服用していることを話さない利用者さんの場合などを含め、薬局のカウンターで薬剤をすべて確認することが困難な場合もあります。疾患が重症化した後、初めて患者宅に訪問した時に、服薬に関する情報を目の当たりにすることが少なくないのが現状です。

自宅での生活が見えない医師や薬剤師にとって、こうした「患者さんの生活に接している医療従事者以外」から寄せられるちょっとした気づきの声を、早めに聞くことは大変重要です。今後も利用者さんの健康に繋がる連携の芽が育つような場所・人財・情報を提案し、タネを渡して蒔いてもらうようにすることも大切だと考えています。

介護福祉士の懐に入る

ある日、仕事でウエルシアハウスに立ち寄った時のことです。小柄な女性が事業所のTシャツに身を包み、駆け込んできました。「どうしましたか?」と声をかけたら「利用者さんの薬が多くて困っているんです。誰に相談したらいいですか?」と聞かれました。思わず「私に相談してください」と話を伺うことになりました。

飛び込んできたのは指定居宅サービス事業所「えいじゅ」の介護福祉士・サービス提供責任者の多ケ谷淑美さんでした。素晴らしい志を持ち、終末期の方にも寄り添う事業所の責任者であることは後から知りました。

「自宅を訪問するとたくさんの薬があり、どうしてよいかわからない。服用する時の様子を見ていると錠剤より粉のほうが飲みやすそうだが、こうした情報をだれに伝えていいかわからないんです」

確かに考えてみると、ヘルパーさんは医療従事者との接点が少ないのです。

「家族からは〝ヘルパーさんが入ればなんとかなる〟と丸投げされ、利用者さんからは〝お前らこんなまずいもの買ってきて、それでも主婦か〟と罵倒されることもあります。ほとんどのヘルパーは孤独の中で仕事をしているのです」

訪問薬剤師として患家に入った時に、全く信頼してもらえずに罵倒されることもあったので、私自身はその思いを共有できます。しかし、ほとんどの薬剤師や医療職には、ヘルパーが孤独の中、利用者さんに寄り添っているという声は届いていません。訪問薬剤師の仕事は、その苦労を忘れるくらい素晴らしいと感じていますが、同業者や仲間、さらに社会からの理解は不可欠です。

それは他の職種も同様です。介護保険が始まってすでに20年が経過しますが、いまだにこうした3K（きつい、汚い、危険）にまつわる話を耳にします。時々新聞紙上などには「看護師への暴言や虐待を8割が経験」といった記事が載ることはありますが、ヘルパーや無資格の介護職員への実態調査は進んでいないのが現状です。

3Kと言われながら地域に飛び込む仲間こそ、たくさんの気づきというタネを持っているということをあらためて実感した出来事でした。

タネを育てていくために大切なこと

多ケ谷さんにヘルパーを続けていくことにどんな意義があるのかと聞いてみたら、驚くような答えが返ってきました。

「私は自分を在宅介護のプロだと思って仕事をしています。そして利用者さんが、私たちにありがとうって言ってくれる、また、少しずつ気持ちの変化が出て穏やかになっていく、そんな姿を見るとやりがいを強く感じます。自宅で過ごしたい方が安心して暮らしていけるよう、生活をサポートすることが私たちの役目です。でも最終的には、関わった利用者さん一人ひとりに私たちが学ばせていただいている感じがするんです」と利用者さんへの感謝の言葉が出てきたのです。

地域包括ケアのタネを育てていくためには、タネを育てる人々の専門性を十分把握することも必要です。

今回の多ケ谷さんの例のように、貴重な気づき（タネ）を持っていても、誰に聞いていいかわからない（どこに蒔いていいかわからない）というケースはたくさんあります。また、なかには、同じような相談を受けても「聞き流してしまう」ということもあります。

実は、このような課題を解決するため、様々な専門職が各地域でテーマごとの連携の場所を立ち上げています。

例えば、日本褥瘡学会・在宅ケア推進協会理事長の塚田邦夫先生が開業している富山県高岡市では、2002年1月より塚田先生が立ち上げた高岡在宅褥瘡研究会が活動しています。在宅ケアの大きな課題の一つである褥瘡を中心に、栄養、ポジショニング、褥瘡に使用する材料、薬剤などの観点から地域の基幹病院、診療所、訪問看護、訪問介護他多くの職種でディスカッションを重ねています。そのため、困難なケースを聞くだけですぐに、誰と連携すればよいか、互いに支え合うイメージが湧くそうです。

このような事例を参考にしながら、それぞれの地域に合った街づくりに参画していくことが必要です。どの職種が何を行い、誰に委ねるといいのか、あるいは誰とどんなチームをつくるべきかなどをすぐにイメージすることが、地域包括ケアのタネを蒔き、あるいはタネを渡し、育てていくことに繋がるのです。

繰り返しになりますが、「地域共生社会の実現」というテーマは、決して地域住民や市町村だけの問題ではなく、私たち医療・介護・福祉のみならず「関係者」すべての、最重要課題です。せめて同じ地域に住み、健康にかかわる仕事をしている私たちが、ほんの少しでもこうしたヘルパーの３Ｋに関心を持ち、耳を傾けることが大事だと思います。

多ケ谷さんのつぶやきは、そうした心の叫びであり、患者さんや家族の声の代弁ではないでしょうか。心の声を聞き、そしてそれに応える場所でありたい、いつでもそんなことができる地域包括支援センターとして、今後も地域に根差していきたいと願っています。

第4章

四つめのタネ
——地域連携のきっかけはどこにあるかわからない

モバイルファーマシーとの出会い

岐阜薬科大学（学長 稲垣隆司先生）には、ウエルシアの寄付講座である「地域医療薬学寄付講座」があります。この講座は2017年9月に創設され、私はその講座に所属しています。元々この講座を創設するきっかけは、現在本講座での研究活動に使用している「災害対策医薬品供給車両モバイルファーマシー」から始まっています。

モバイルファーマシーは、キャンピングカーを改造し、調剤機能を付けた災害対策医薬品供給車両です。2011年、東日本大震災による津波で石巻地区を中心に多くの薬局が流され、薬剤師は「調剤して薬を出したいのに薬も調剤機能もない」衝撃的なシーンに直面しました。そこから生まれた車両がモバイルファーマシーです。

モバイルファーマシーが活用された例のひとつが、2016年4月の熊本地震です。近隣の大分県薬剤師会所有のモバイルファーマシーなどが出動、熊本県益城町には岐阜薬科大学の林秀樹先生も参画していました。そこで、仮設の診療所で診察する医師から発行された災害処方箋を、モバイルファーマシーで調剤するという試みがスタートしました。また、軽症患者さんなどにはプラスチックのコンテナを用いて棚をつくり、ＯＴＣ薬を並べて対応したそうです。

診療した医師からも「このような緊急時に、全科で対応可能な薬剤師の疑義照会によって、適正な薬剤の使用や適正量を確認してもらえ、本当に安心して診療が行えた」と言っていただきました。この熊本地震での活動によって、林先生、また大学側の心が動かされ、モバイルファーマシーが評価されたのだと思います。

災害や緊急事態は、いつどこで起きるかわかりません。災害時の対応は互いの連携や情報の共有が必須です。と同時に、緊急時ほど互いの意思疎通がなくては混乱するばかりです。モバイルファーマシーは災害対応を想定したもの以上に、いざという時の様々な職種との連携の課題と具体的な動きを可視化する、その役割を併せ持っているといえます。

岐阜を含む東海地区は、南海トラフなど災害の対応が急がれており、モバイルファーマシーの活用についても検証を行っておく必要がありました。岐阜薬科大学でも、モバイルファーマシーを研究・活用したいという話が持ち上がっていたのです。

大学の人になる

２０１７年、私はウエルシア薬局在宅推進部で、訪問薬剤師が行う在宅療養のサポートを推進するという大きな任務を任されていました。１９９５年の訪問薬剤師を開始した頃から比べると、社内の訪問薬剤師も格段に増え、訪問診療や訪問看護師、ケアマネジャーなど、他職種で相談できる人との連携もでき、とても充実した時間を過ごしていました。

そんなある日、「岐阜薬科大学で在宅医療の現状を話してほしい」と依頼があり、学長の稲垣隆司先生、副学長の原英彰先生、そして准教授の林秀樹先生とお目にかかりました。

私に何が求められているのかもわからぬまま、地域での在宅医療の現状と課題、ドラッグストアならではの支援方法について話をした記憶があります。これが岐阜薬科大学との最初のご縁となりました。

その後、大学側と話が進み、ウエルシア薬局の寄付講座「地域医療薬学寄付講座」

が立ち上がることが決まり、新しい講座の特任教授を拝命しました。

一番驚いたのは、他でもない私自身です。自身の大学時代を振り返ると、お世辞にも優秀な学生ではありませんでした。体育会系の部活動に明け暮れ、研究室より体育館にいるタイプで、学問とはかけ離れた学生でした。そのため最初は「特任教授」と書かれた名刺を出すことも恥ずかしかったほどです。

着任後、働きながら研究活動を行い、「高齢者の服薬支援に向けた口腔環境の探索と有用性に関する研究」という学位論文が認められ「博士（薬学）」を授与されました。

今まで応援していただいた方々、臨床でご一緒してきたすべての方に少しだけ恩返しができたと思いました。同時に、遅まきながら大学の素晴らしさ、学ぶことの大切さを再確認しました。

臨床での疑問や悩みが研究を通じて「見える化」していくことが新たな社会還元に繋がることを、少しずつ実感しています。

引き当てた幸運のタネ

２０１７年12月。真新しいピカピカの、モバイルファーマシーが大学に到着しました。車体に刻まれている多くの関係者ロゴからも、たくさんの方の期待を背負う車であるということが伝わります。医薬品供給や調剤業務などの薬局機能とともに、無菌調剤を行うための設備も用意されました。他には発電機、無線通信機などを備えており、ライフラインが途絶えてしまっても自立した薬局業務が可能です。

実際に車やロゴマークを見て、あらためて使命感のようなものを感じました。そして、熱い思いとともに、ほんの少し自分の心の中に不安がよぎったのも事実でした。

地域医療薬学寄付講座を開設した当初、林先生や、共にウエルシア薬局から岐阜薬科大学地域医療薬学寄付講座に着任した特任講師の生木庸寛先生とともに研究室のコンセプトを決めることになりました。

① 在宅医療における薬剤師の役割及びモバイルファーマシーを使用した平時での過疎地医療の検証

②災害時医療への学びとモバイルファーマシーを使用した薬剤師業務
③健康サポート薬局の推進
④様々な職種を含めた地域連携
の4本を柱に据えました。

いずれも学内の研究だけではなく、研究を行うためのフィールドが必要です。専門職に加え地域の方々との連携が不可欠でしたが、研究室には地元の教員はいません。モバイルファーマシーや在宅医療と、岐阜の地域住民をどのように結び付けていくか、そこからがスタートと今さらながら気づきました。

地域支援を行う地元に詳しい方の顔は、一人も思い浮かびません。この環境下で、千載一遇の大きなチャンスである「地域連携のタネ」を蒔く場所や、どう育てていけばいいのか、全く見えてきません。

岐阜という地域に馴染みのない私が、どこまで地域の皆さんに応援をいただけるか、どれくらいの時間と労力と熱意を持ち続ければ先が見えてくるのか…。せっかく引き当てた幸運のタネではありましたが、一方で不安が渦巻く日々を抱えたわけです。

大学と地域住民を繋げる

それからの私は早く岐阜になじみたい、何かきっかけをつくりたいと思い、足繁く岐阜に通う日々が始まりました。東京から岐阜までは、新幹線と在来線を乗り継いで片道2時間以上かかります。大学で打ち合わせや準備をしていて、東京に着くのが最終列車という日もたびたびでした。また、岐阜の仕事以外にも当然ながらウエルシアでの仕事もあり、思うように動けず、周りに迷惑をかけることもありました。それこそ「手に余るほどのチャンス」をいただきましたが、自分のキャパシティーを超えるような多忙さでした。

岐阜薬科大学の先生方は、とても好意的にフィールド出身の私を受け入れ、親身に相談に乗ってくださいました。時には研究室でご自身の研究内容を説明してくださったり、他の先生に繋いでくださることも。世界で活躍する先生方の素晴らしい研究活動を間近で知ることができる一方、さらなるプレッシャーも感じました。ウエルシアという民間企業から来た私が、大学の役に立てることは何だろうと、真剣に考える日々が続きました。

ある時学会で、私の母校である東北医科薬科大学（理事長・学長 高柳元明先生）で薬学教育センターに所属する渡部俊彦先生に会いました。久しぶりに話をした時、「大学って、なかなか地域住民に直接繋がっていないんだよね」と言われたのが印象的でした。

大きなヒントでした。私にできることが見つかったと気づいた瞬間です。ここで私が大学で行う活動の方向性が決まったと言っても過言ではありません。地域住民と繋がり、地域の中に入ることが、私の役割になると予感した瞬間でした。

岐阜に戻ってから行政の方に会い、地域の研修会やイベントなどにも顔を出しました。しかし、なかなか私たちが探すような、地域の方に直接結びつく縁が見つかりません。着任して1年後、岐阜薬科大学で主催している岐阜市民向けの「市民公開講座」で、90分の時間をいただきました。今思えば、焦って目を回している私を見かねて、声をかけてくださったのだと思います。ここで岐阜市民の方々に、健康と薬、そして栄養についての話をすることが決まったのです。

市民目線という土壌の発見

当日は、30人ほどの岐阜市民の方が聴講しました。比較的年齢層が高かったため、できるだけわかりやすい言葉を選びながら話を進めました。特に在宅療養のサポートや地域に出向いての健康講座、地域の栄養士と協働しているシニア料理教室の事例など、たくさんの写真を交えて説明しました。皆様にとても受け入れていただいている感じがして、話にも熱がこもりました。途中で飽きてしまうのではないかという心配もありましたが、皆さん熱心に受講していました。

受講者の中で、ひと際目を引く年配の男性がいました。その方は私が話をするたび、大きくうなずき、明らかにたくさんのメモを取り、ことさら真剣に耳を傾けていました。

講義終了後、質問の時間を設けた際には、真っ先にその方から手が挙がりました。「地域包括支援センターの活動の一つ、シニア料理教室についてご質問をさせていただきますが…」「先ほどの先生のお話では…」など、その多くは、健康を維持するための栄養や食文化についての質問で、私自身も岐阜市民が栄養や食支援について、どのような視点を持っているかを知ることができる、大変興味深い質問でした。これまでも同じような講演は行ってきていましたが、食事と地域の文化や、医療と地域の生活などについての質問を、ここまで具体的にいただくことはありませんでした。

今回のように市民向けの講演で、互いに同じ視点で意見交換することは、初めての経験で、新しい気づきでした。

講義終了後、先ほど質問された方が、「私は燦燦（さんさん）の会事務局の奥田と申します」と名乗られました。

話を聞くと、燦燦の会とは「岐阜の伝統野菜を使って薬に頼らず健康になる」というコンセプトで岐阜市民が活動している、地域に根差した会でした。今回の講義の中で話をした「シニア料理教室」のコンセプトやスタンスに共感していただいたようでした。「健康を保つために、あくまで薬はサポート役であり、日常生活を整えていくこと、日常生活を楽しむ仲間がいることが重要で、そこに必要時の医療支援があるというスタンスが大切」という私の話がとても響いたということでした。

「ぜひ、燦燦の会の活動を見に来てください。みんながとても喜びます、お願いします」と誘っていただきました。

燦燦の会の活動内容は全くわかりませんでしたが、新たな岐阜市民の方に会えるきっかけと思い、伺うことにしました。実は思い返すと、ここが、これから続いていくご縁の始まりでした。

振り返ると、私は知らず知らずのうちにタネを蒔き、育て始めていたのかもしれません。そのタネが、幸運にも日の光を浴びるように、燦燦の会が照らしてくれたのでしょう。それらが気づかないうちに芽を出していたのかもしれません。

この降って湧いたような幸運が、花開くのは、もっともっと後のことです。

その中で私は人の縁というタネ、地域文化というタネと、土壌を教えていただくことになっていきました。

繋がりが繋がりを呼んだ燦燦の会

ある日のことです。燦燦の会の奥田さんに誘われて、私と生木先生が向かった先は、岐阜市の比較的中心部にある、廃校になった小学校でした。児童が消えたその小学校は、少子化がこんなにも、身近なところに迫っているのだと訴えかけていました。小学校の中には、子供たちが使った机や椅子、黒板や掃除用具なども残っていました。まるで長期の休みに入っているような、静かで日常的な雰囲気でした。しかし、その一角にある調理室が、とても活気づいていました。本日の燦燦の会は「廃校になった小学校の調理室を使って岐阜の伝統食をつくる」というイベントだったのです。

中に入ると、三角巾にエプロン姿の岐阜市民の皆さんが、50人くらい揃っており、生き生きとしていてとても楽しそうです。私がイメージする燦燦の会とはあまりにも違う、活気あふれる集団に圧倒され、スーツ姿の私は何となく違和感がありました。そのため隅の方でじっとしていました。

時間になり、調理実習の先生方の紹介がありました。そこには、岐阜県山県（やまがた）市の「ふれあいバザール」を主宰している藤田好江さんも、講師として来ていました。私たちも紹介され、見学者として数時間を共に過ごすことになりました。

「皆さーん、こちらに集まってください」という一言で、三角巾の集団がぞろぞろと集まります。野菜の下処理や、だしの取り方、朴葉（ほおば）寿司の具材の説明などが続きます。メニューは、長良川の天然アユを使った朴葉寿司、山の中で朝早く摘んだ紅葉、オオバコ、スイバなどを使ったてんぷら、桑の木豆のフライなど。今まで見たことも聞いたこともないものばかりが並びます。

通常の料理教室とは異なり、地元の食材を扱うのが特色でした。食材の採れた場所から周囲の景色まで説明があり、地域を愛おしく思うような解説が続きました。そして、参加者全員が岐阜に住み、岐阜の伝統食材を知り、学び、健康でいたいと願っているという気持ちの強さに、衝撃を受けました。

いつの間にか、引き付けられるように参加者の輪の中に入り、岐阜の素晴らしさを語り合う参加者の会話を夢中で聞いている私がいました。そんな私を奥田さんは遠くから見ていました。

地域に根付く伝統食を地域の人々と

出来上がった食事は、見た目も美しく、言葉では言い尽くせないほどのおいしさです。

どの料理も、豊かな香りとそれぞれが持つ歯ざわりなど、まるで岐阜の自然の中で食しているような感覚でいただくことができ、五感を通じて食事ができる幸せを感じるメニューでした。

「長良川の天然アユでダシを取ったお寿司なんて地元でも食べられないよね」

「紅葉のてんぷら、きれいよね」

そんな声が調理実習を終えた方々から聞こえてきます。

その声の向こう側から、鮮やかな黄色のエプロンと三角巾を身にまとった、人懐っこい笑顔の女性が顔を出しました。

「そのてんぷらの葉っぱ、私が朝早く裏山から採ってきたのよ」

その方が、後に地域活動で大きな貢献を果たしてくれる藤田さんでした。

裏山から採ってきた葉が、こんなに美しい姿のてんぷらになるなんて想像もつきません。

「私のところはね、地元の組合員の方がつくった野菜を並べている産直所と、隣に手打ちそば屋があるの。山の中でポツンとしているけれど、地域について知りたいなら、こんなところ全国にもなかなかないから、ぜひ見に来なさいよ」

と誘っていただきました。

それにしても藤田さんのエネルギーは、半端じゃありません。調理実習中は各テーブルを回り、私たちにも声をかけ、常に皆さんの動作を見ています。さらに午後からは藤田さんのセミナーもありました。

私たちは他の予定があり、セミナー途中で退席したのですが、「必ず来てねー」と明るく手を振ってくださった藤田さんに惹かれ、次の週にすぐ訪ねてみることにしたのです。

おもてなしの心満載のふれあいバザールでタネが芽を出した

「ふれあいバザール」という山の中の一軒家、地域の方が丹精込めてつくった野菜やおはぎなどの加工品を販売する産直所と、隣に手打ちそば屋を兼ねた場所が、後に私たちとモバイルファーマシーが、定期的に活動する場所になります。

そしてこれが、後々大きな芽を出すことになります。

ふれあいバザールは岐阜市に隣接している、山県市の美山地区というところにあります。岐阜駅からは車で50分くらい、バスなどの公共機関はほとんどありません。山県市は全体的に細長く縦型をしたアーモンドのような形の市で、医療機関や住民の生活圏の大半は、総面積の4分の1くらいのところに集約されていました。そこから20キロくらい山の中に入り、くねくねした道の途中に突然出てくる建物がふれあいバザールでした。

「よく来たわねぇ、びっくりしたでしょう、山の中で」

その日も藤田さんは、黄色いエプロンに黄色い三角巾姿で、笑顔いっぱいで私たちを迎えてくれました。この黄色いエプロンは、前回の調理実習講師の時と同じもので、ふれあいバザールのユニフォームでした。調理場には黄色い三角巾があちらこちらに揺れていて、朝の早い時間からたくさんのスタッフが働いていました。

ログハウス風の建物の中は、すでに温かい空気に包まれており、おもてなしの心が満載の空間です。

摘んできた可憐な野の花が、テーブルの花瓶にさしてありました。隣には食べ放題の自家製梅干し。手づくり尽くしの環境でした。

藤田さんの仕事が一段落着いたところで、話を伺うことができました。「ふれあいバザール」を立ち上げるまでの苦労、美山地区の高齢化について、地域の皆様の暮らしなど、まさに地元に密着した話が続きました。

「今年の桑の木豆はね、10月半ばには収穫だから、絶対見に行くといいわよ。桑の木豆はね、この辺りでしか獲れないまぼろしの豆でね、本当にきれいでおいしいのよ。でもね、つくる人が年を取ってきて、年々収穫が減ってきているんだわ」

私たちが今まで岐阜の中で探してもたどり着かなかった地域の現状と課題です。

藤田さんの話から、地域の方が地域資源を大切にしながら暮らしていること、地域を大切に思う気持ちもひしひしと伝わってきました。

何とかこの地域の皆さんが、健康で安心した暮らしをできるようにしたいと心が動いたその時、突然「こないだ話していた動く薬局を持って、ここで健康測定会をしなさいよ」と提案がありました。

ついに蒔いていたタネが一つパチンと弾け、芽を出したのです。これは大切にしなければいけません。ぜひお願いしますと即決しました。

この近隣に大きな病院はなく、地域の基幹病院に行くには、車で20キロくらい離れた病院に通っているとのこと。元々美山町だったところが、山県市に統合になった結果、ふもとに下りる方が増えた一方、元々あった家で暮らす方も点在していました。

「この地域の課題を調べなければ」

そんなことを考えていると、「ちょっと待ってて」と、すぐに山県市議会議員の藤根円六さんを呼んでくれたのです。ここで芽が二つになりました。藤田さん、すごい行動力です。

地域住民の健康測定会から次々と思わぬタネが現れる

さらにこのご縁の芽は続きます。

先ほどの藤田さんの話を聞いた燦燦の会の奥田さんが、直接山県市役所や薬剤師会会長のところに行って「高齢化の進む地域に来てくださる、岐阜薬科大学の地域医療薬学の専門家がいるので、ぜひ来てほしい。市には応援してほしい」と言ってくださったのです。奥田さんからは意気揚々とご連絡がありましたが、こんなに応援していただいたことに驚きました。市民からの提案を快く受け入れてくださった山県市の林宏優市長をはじめ、皆様の懐の深さにも、本当に感謝しています。

あわててご挨拶に伺った薬剤師会会長の原田昭治先生には、全面的な協力の約束とともに、山県医師会会長の鳥澤英紀先生と山県市歯科医師会会長の土田治先生を紹介していただきました。鳥澤先生、土田先生共に地域医療を真剣に考えられている先生方で、私たちの突然の訪問と提案にも快く賛同をいただきました。とても大きな応援団の誕生です。

これで、岐阜県薬剤師会だけでなく、山県市、山県医師会、山県市歯科医師会、山県市薬剤師会の後援をいただき、名実ともに皆さんの応援の下、健康測定会の仕組みが出来上がりました。

「医療連携の仕組みづくり」というテーマは、これからの高齢化対策の最大の課題です。その困難さは「言うは易く行うは難し」と言っても過言ではありません。山県市のような医歯薬の3師会がともに協力できる地域は、実は非常にまれなケースであり、だからこそ、繋がる人々のネットワーク（地域再生の土壌）が確固たるものであることを物語っています。

8月の暑い夏の土曜日、朝6時。産直所に野菜を持ってくる地域住民対象の、健康測定会がスタートしました。ここからさらなる大きなご縁が繋がり、次々と「思わぬタネ」が出てくるとは、その時は気づきもしませんでした。

桑の木豆の畑で多職種連携

モバイルファーマシーをきっかけに訪問を始めた岐阜県山県市のふれあいバザールは、朝採れたての野菜や、つくりたてのおはぎなどを、早朝に並べに来る組合員が120人ほど登録をしています。

その中の一人がこの地区でしかつくることができない、岐阜の伝統野菜「桑の木豆」をつくっているベテランの野口清さんです。

野口さんは他の組合員同様、桑の木豆だけでなく、季節に応じたナスや白菜、枝豆など野菜をたくさんつくっていました。

桑の木豆の収穫時期は10月半ばから1か月弱と限られています。藤田さんに話を聞いて、幻の豆といわれる桑の木豆にすっかり魅せられていた私は、豆ができたら畑に連れて行ってください、と野口さんにお願いしていました。

10月の健康測定会終了後、同講座特任講師の河合琢良先生と一緒に車で5分ほどの畑に連れて行ってもらいました。舗装もされていない狭い道をガタゴトと車が進みました。

畑に着くと、周囲は山に囲まれ、隣の家も見えなければ、人影はもちろんありません。シカやイノシシが出てくることもあるので、対策を練った植え方をしているということでした。

桑の木豆は、インゲン豆をもう少し太く大きくしたような感じの豆で、色が特徴的です。黄緑色っぽい豆に鮮やかなピンク色の縞模様がついていて、まるで畑に描いたネオンのような鮮やかさでした。

野口さんは桑の木豆づくりの名人ですが、ただそれだけで私が関心を持ったというわけではありません。というのは、「ふれあいバザール」を支えるつくり手は皆さん、この山里の住民なのです。

こうした地域の人たちが互いを守り合いながら暮らしていく。高齢者を地域資源が当たり前に支え、支えられた人も自らができることをして「地域の中に生きがいを持って存在している」からこそ、住み慣れた場所で安心して満足した暮らしができるのです。

畑でそんなことを考えていると、畑に地域の民生委員さんと市役所の職員さんが、野口さんを訪ねてきました。思いがけず畑の中で多職種連携となり、いくつか健康情報の共有をしました。

このような経験一つ一つが私たちの財産です。そして、素晴らしい地域との巡り合わせと、私たちが地域医療薬学という大学の講座を通じて行う活動の先が、ほんの少し見えたような気づきを得ました。

このような臨床現場で得られる実体験が、今後の超高齢社会や過疎地域を支えるカギになりそうな予感がしています。

第5章

五つめのタネ――ヘルスケアという新しい土壌で

ヘルスケアという新しい領域に足を踏み入れる

一般財団法人日本ヘルスケア協会、通称JAHI（正式略称 ジャヒ）は、超高齢社会における健康寿命延伸とヘルスケア産業育成の実現を目指す、ヘルスケアに関する有識者、産業、関係者が集まった民間唯一の団体として2015年11月に設立されました。業界横断型の一般財団法人として、参加企業数250を抱える組織です。国民の健康インフラを構築するための仕組みを、産業の発展と学術的な側面からアプローチしていくということも決まり、今後のヘルスケアを支えるべく、研究と実践の両輪でスタートすることになりました。現在は、今西信幸会長の下、20以上のテーマ別部会が創設され、活動を行っています。

私が関わることになった背景は、日本チェーンドラッグストア協会事務総長故宗像守先生からの「これからは、自分の住んでいる地域のドラッグストアで介護が必要な方や家族を支えていくことがとても重要になる。しかし介護商品と介護現場とそれを必要とする人を知っている人がいない。介護者と介護者を支える人が個別に困っている悩みと、ドラッグストアにある介護に必要な製品がお客様に正しく伝わるように繋げてくれないか」という依頼でした。

お引き受けしたものの、製品が勝手に、お困りのお客様に話しかけるわけでもなければ、歩み寄ることもありません。チェーン店ならではの整然とした売り場は、一見すっきりしているように見えます。しかし介護が必要な方にとって、どんなに品揃えが豊富でも「自分に合うもの」に出会えるかどうかが、生活を支えていく必須事項です。宗像事務総長を前にその場でディスカッションを行い、結果、イメージできたことは、カウンセリングを強化した店頭での相談窓口の整備や、特に相談や説明が必要な介護用品を、何らかの方法でもっと専門性を高め、わかりやすくしたいということでした。

自分一人で思いつかない時こそ、協働するメンバーの意見に価値があり、実際の現場にヒントがあります。私は介護の専門家や地域住民に「ドラッグストアの介護棚」のイメージや実際の介護で使用している製品について聞いてみることにしました。

この出会いは、ヘルスケアという新しい領域に足を踏み入れる、そしてまた人が繋がっていく、そんな新たなタネ蒔きのチャンスになりました。

介護者の思いに触れる——排泄の課題

介護が必要な状況を考えた場合、避けて通れないのが排泄の問題です。

店舗で薬剤師をしていた時に、よく介護用おむつの相談を受けました。特に在宅で介護をする場合、介護者は現在でも圧倒的に女性が多く、女性薬剤師に相談したいという声もお客様から直接聞いていました。介護おむつに関して通り一遍のことはわかりますが、非常にデリケートな問題であり、なおかつ個々に求めるものが違います。

そのため、少しでも介護用おむつの知識を持ちたいと、排泄用具の情報館「むつき庵」代表で高齢生活研究所代表の浜田きよ子先生が主宰する「おむつフィッター研修」を受講しました。そこで学んだことは、製品の種類や形状だけでなく、もっと奥深い利用者の尊厳や、利用者および家族の心の問題があることでした。

「おむつを履かないといけなくなったから、もう人生長くない」「トイレが気になるので出かけられない」と言って引きこもる。あるいはおむつを脱いでしまう家族に疲弊している。いわゆる現役世代を退き、余生に生きる希望を見つけ、共に暮らしてきた人たちが、日常の生活から少しずつ離脱する過程が「おむつ」と紐づいているように感じました。

同時に、おむつという実用的で便利な製品は、一方で使用者にとって非常に屈辱的なものであり、使用するに至るまでの気持ちの問題は、なかなか解決できることではありません。

介護用おむつを販売している場所はドラッグストア等ですが、機能的支援だけでなく、相談者の心理を察知しながら対応できる薬剤師や社員は、まだ多くはないと感じています。逆にこのスキルを持つ店員がいる店舗は、必ずお客様に頼られる店舗になるでしょう。また、そのような気持ちに寄り添うような、細部まで工夫のある製品があるといいのですが、少なくとも当時は、少しでもモチベーションが上がるようなおむつや紙パンツは見当たらず、ここにも課題を感じていました。

おむつの問題は、本人だけの問題ではありません。

在宅訪問した時のことです。初めて伺った患家で、認知症になってしまった奥さんの介護をしているご主人から、部屋の隅に呼ばれました。「おむつが必要だって病院で言われたんだけど、売り場で探すのもおむつ持って歩くのも恥ずかしいから、買ってきてくれないか」という相談でした。

身体機能が衰えていき、排泄がうまくいかなくなった時、本人だけではなくその人を介護している家族も、元気だった患者さんの姿が脳裏に焼き付いていればいるほど絶望感とともにいたたまれない気持ちになります。実はこのようなケースは少なくありません。

最近でこそ快適性とともに、日常的な生活に溶け込んでいく機能を重視した紙パンツも出てきていますが、それまでは布素材の下着を使用してきたはずです。もっと利用者の思いを反映した製品の必要性を感じます。

また、介護がいつまで続くのか、ということもわかりません。健康寿命と平均寿命には約10年の開きがありますが、これはあくまで目安にすぎません。小さな子供は年齢とともに身体的にも精神的にも成長を遂げますが、介護は機能低下や肉体が衰えていく現実が待っています。介護される側も、介護する側も、言いようのない切ない思いをしながら向き合っているというのが実態です。

介護者の思いに触れる——食事の課題

食事についても同様です。加齢とともに、口腔機能の低下を余儀なくされ、かたくて食べにくい、むせやすくなった、飲み込みにくくなった、味がわかりにくくなったなどの理由で、食生活の見直しが必要になってくるケースが多くあります。

食べる機能が衰えると、それに比例して通常食べる量も減ります。しかし、通常の介護食ではエネルギー量が少ない場合がほとんどで、本人に合わせた製品の選定が必要です。機能低下に合わせてどのようなものを食べることができるのか、いくつか評価基準がありますが、多くの方はその基準を見たこともないでしょう。

すぐにエネルギーになるようなオイルや、たんぱく質がしっかりとれるスープややわらか食など、各企業では、エビデンスに基づき、研究開発を重ねて製品をつくっています。そして、ドラッグストアにはこれらの製品が所狭しと並んでいますが、いろいろな現場の声を聞くにつれ、このような製品が一般の方だけでなく、医療や介護の専門職のスタッフにも、ほとんど伝わっていないことがわかりました。

食事には、必要な栄養素を身体にとり込むとともに、何といっても「食べる楽しみ」があります。日々の生活の中で、こんなに毎日（今日は何を食べようか）と考える前向きな習慣はありません。また、食事は香り、食感、見た目の美しさなど、五感も刺激します。食事の際の弾む会話や、美味しさを共感することで人と人との結び付きが強くなります。

食事は、身体的機能だけでなく、生活全般を豊かで前向きにすることができ、このような提案を、製品を通じて行うことができるはずです。

いろいろと話を聞いていくうちに、日常生活でよく口にするせんべいや、棒付きのキャンディで、口腔機能のリハビリをしている在宅医療の先生方に出会いました。

医療支援の中ですでに新たな工夫がされていることは、製造している企業が知らない情報です。これらを繋げることができることもとても重要であり、ヘルスケア産業という芽を育てるためのサポートだと感じています。

介護の時間を心豊かな時間に──ワクワクする介護

ドラッグストアは、地域住民とともに専門職の方もたくさん訪れる、製品と製品情報の基地です。ここから正しい情報を発信していくためには、製品をよく学び、わかりやすい売り場をつくることです。

介護になったから介護専用の品だけを使うのではなく、今まで使用していた身近な製品を、視点を変えて提案できれば、もっと介護のハードルが低くなるはずです。

介護は誰にでも必ず訪れる生活の一部です。長生きすればするほど、そのリスクは高くなります。人生を精いっぱい生きてきた先に、介護が現実になった時、それが「暗く悲しいネガティブなイメージ」になることだけは、避けなければいけないと思っています。そうでなくても3K（きつい、きたない、きけん）といわれている介護職ですが、自分事として捉えた時に、私はできるだけ介護の時間を「心豊かな時間」にしたいのです。

例えば、介護用品を買う時に、介護専用棚や「おむつ」と大きく書いてある棚のところで選ばなくてはならないとなると、「楽しいお買い物」という気分にはなれません。でもしそれが、アスリートが使うようなアンダーウエアの近くにあったり、少し高級感のあるパッケージに入っていたらどうでしょう？ ネガティブイメージから脱却できるのではないでしょうか。

笠間焼で介護用の器を長年つくり続けている「ひとらぼ」というグループがあります。１個からでも本人の身体機能に応じた器を焼いてもらえるのです。ノーズカットしたマグカップや、握力不足の人が持っても滑りにくいご飯茶わんなど、介護用品とは全くわからないすてきな焼き物の器です。このような独自性のある活動の情報も、もっと必要な方に繋げたい。そして、「こんな良い製品があるんですよ。一度お使いになってみませんか？」そんな声がけがいつかできるようになりたいと思います。

ドラッグストア在宅介護推進部会は、「介護の時間を心豊かな時間にする～ワクワクする介護～」という言葉を目標として選びました。各企業の顔ともいえる方々で構成される日本ヘルスケア協会という土壌で気づき＝タネを得て、蒔くことができるという幸せに感謝しながら、これからも様々な問題に立ち向かっていきたいと思います。

在宅介護推進部会でライバル企業も同じ目標に向かう

私は、日本ヘルスケア協会の中でドラッグストア在宅介護推進部会、在宅感染症予防部会およびフレイル部会に所属しています。今までは、業界の中の一つの所属で仕事をしてきたわけですが、この日本ヘルスケア協会を通じて、多くのドラッグストアの方や企業の方と出会う機会をいただきました。

一つの部会をつくり上げていくためには、大きなエネルギーを使います。私が最初に関わった部会は、「ドラッグストア在宅介護推進部会」でした。部会のコンセプトや立ち上げのメンバー選定など、すべてを任せていただきました。食支援や、排泄、そして現場の在宅に精通している方々と共に進めるため、それぞれの専門家に依頼するところから始まりました。何回も個別に話し、方向性を説明しました。

一番身近な仲間として一緒に動いていくため、副部会長には商品に詳しい当時イオン株式会社の服部和俊さん（現 水戸薬局）にお願いしました。そして専門家集団として卸やメーカー、同業者も参画しています。

異業種、あるいはライバル企業が同じ目標に向かえるのだろうか、という不安もありましたが、在宅介護に志のある方にお集まりいただき、とても前向きな提案とともに新たな素晴らしいメンバーと繋がることができました。特に株式会社トモズ在宅推進室長の福田美幸さんには多くのアイデアを出していただき、現場の声をセミナーでお話ししてもらいました。その都度メンバーでディスカッションしたのも貴重な経験となりました。

部会の中で一つだけ意識していることがあります。それは、できるだけ前向きな発言をお願いして、否定的な発言の際にはぜひ打開策も考えてほしい、ということです。その理由は、介護の話をすると、どうしても在宅現場に近いほど「それは難しい」「そんなことできない」と後ろ向きになりがちだと感じたからです。

各企業で集まることができるのは2か月に1回、2時間程度です。私たちこそ、「介護の時間を心豊かな時間に過ごす」を実践するため、前向きな介護への提案を継続して行うべきである、と参加者だけでなく、自分自身にも強く言い聞かせていました。

「ざいたくま」で在宅感染症予防のアピール

在宅感染症予防部会は、ドラッグストア在宅介護推進部会のちょうど1年後に産声を上げました。副部会長は当時サラヤ株式会社の学術部長吉田智さん（現 横浜市立大学）にお願いし、豊かな発想と多くの経験で、部会を共に引っ張っていただくことになりました。

こちらの部会立ち上げ時には、在宅介護推進部会の経験が大変役に立ちました。参加企業はあえて業態が異なる方々に声がけをしました。互いの企業が新たな視点に気づき、部会を通じた異業種同士の繋がりが参加者のプラスになることを期待したからです。

一見どこに共通点があるのかわからないメンバーですが、その後の活動を見ると、この幅広い協働が功を奏したと思っています。それぞれの専門企業が在宅感染症の予防という壮大な目標に向かって議論することで、自社だけではわかり得ない、問題解決のヒントが生まれたのを実感しました。

立ち上げ後、すぐに部会ロゴをつくり、「ざいたくま」というくまのキャラクターで、在宅感染症を予防するコメントをつけたLINEスタンプまでつくりました。

また、現在渦中にある新型コロナウイルス感染予防対策は、まさに在宅感染症予防部会の取り組むべきことです。

各企業から連絡をいただき、リモート会議を通して多くの議論を重ねてきました。

現在はほとんどの方が、一日の大半の時間をマスクを着用して過ごしています。

一方、マスクによる肌荒れに困っている、口臭が気になる、コロナが怖くて外出できない、などという声も聞こえます。

このような情報や課題を各社で共有し、それを解決するための活動もできるわけです。1社でできることは限られていても、みんなで同じ方向に向かえば、健康に寄与できる仕組みをつくることができます。

今後も公益性を持って活動していくための場所として、日本ヘルスケア協会は大きな役割を担っていくと思っています。

「リアル在宅介護」シリーズの合同セミナー

部会ではいろいろな活動を行ってきましたが、継続して好評なのが「知っているようで知らないリアル在宅介護」シリーズのセミナーです。ドラッグストア在宅介護推進部会と在宅感染症予防部会とが合同で開催し、すでに4回を数えています。

メンバーで議論を重ねた結果、介護に携わっている方および介護に必要な製品をつくっている企業の方とのディスカッション形式のセミナーを提案しました。部会からは在宅介護に関わる製品を製造している部会メンバー企業に製品説明をしてもらいました。その後、在宅介護に携わっている方の代表として、介護福祉士、地域包括支援センター、訪問薬剤師、施設看護師等まさに日々現場の第一線で働いている方に登壇いただき、現場の介護事例紹介をお願いしました。

現状、在宅介護に関わる方々がこのようなセミナーに登壇し、現場の状況を伝えるような機会は少ないのです。また企業サイドは、自分たちがつくった製品が現場でどのように使用されているかわからないことがほとんどです。

セミナーでは、企業の製品や製品情報が、実は現場に届いていないことを実感し、次のステージへどのように歩み出すかを検討していただく、という少々荒療治的な効果を期待しました。

ある時は、在宅で転倒リスクのあるような爪の疾患について、足病医の岡部大地先生の基調講演や、訪問薬剤師が在宅訪問を通じて観察した患者さんの実態について話をしました。また、特別養護老人ホームの施設長からは、120人の利用者を抱えながらフットケア該当者に毎日足浴する話、介護福祉士からは生活支援を通じて看取りまで行った話などがありました。

リアルな在宅介護現場の数々の写真もスライドで映し出されました。中には、在宅介護を受けながら楽しそうに笑っている、利用者さんの写真もありました。

介護福祉士が、「自宅で死にたい、と入院先から自宅へ帰って来られた方の最期をいかに充実した時間にできるか、そういった利用者さんに最後まで寄り添うことは私たちヘルパーの大きな役目です」と言い切ったその時には、会場全体が一つになったと感じました。ここにまた一つ、新しいタネと土壌が生まれたのだと思います。

国際化のタネ、台湾交流

大学の研究やフィールド調査、そこで出会った「ふれあいバザール」の人たちとの交流、モバイルファーマシーと健康相談会など、忙しい時間の中で、またまた「うれしいご縁」が訪れました。

白岡市地域包括支援センターウエルシアハウスの設計デザインを手がけた「観察の樹」の黒坂昌彦さんと庄司佳代さんに、台湾で介護関係の事業を展開している涂心寧さんをご紹介いただいたのです。

そこから岐阜薬科大学との縁ができ、涂さんが手がけた「台湾版暮らしの保健室」を見学させていただき、台湾の在宅医療の現状を聞きました。モバイルファーマシーに興味を持たれた涂さんは、JAPANドラッグストアショーでモバイルファーマシーが展示されることを知ると、台湾から見学に訪れました。

その翌年、涂さんのコーディネートによって、ウエルシアハウスに「台湾視察団」が来ることになったのです。

台湾の医療・介護関係者の視察団の目的は、台湾での高齢化対策に役に立つ情報を得るため、その「先進国である日本」を視察して教訓を学ぶ、というものでした。参加している方の中には、台湾の国会議員や省庁の関係者が含まれていました。

その彼らが、日本国内でもほとんどメディアに登場しない、白岡市地域包括支援センターウエルシアハウスを目指してやってきたことは、驚きとともに大きな期待を抱かせるものでした。

台湾は人口2500万人の小さな国です。急激な少子化・高齢化、家庭内介護力限界および独居・孤立する社会的弱者などの深刻な問題を抱えており、すでに超高齢社会になっている日本へ、介護関連だけでなく多くの事業者が見学に来ているということは、以前から聞いていていました。

抱える悩みの根幹は、おそらく私たちと同じだと直感しました。そのためできるだけ、ありのままの姿を伝えようということになり、彼らとのディスカッションの時間を多く取ることにしました。

未来の地域社会像が差し入れの野菜から伝わった

台湾からのお客様に、地域包括支援センターとしての役割、そしてウエルシアハウスとしての居場所を地域の方がどのように使用しているか、そんな話をしていた時、入り口のドアが開いて、近所の方が顔を出しました。「子ども食堂」で使ってほしいと、とれたての野菜を持ってきてくれたのです。

両手いっぱいに抱えてきた野菜は、形こそ不揃いでしたが、新鮮そのものです。子ども食堂を応援する地域の方たちの気持ちが伝わってくるものでした。

すぐにこの「突然の地域のお客様」の話題が訳され、見学していた皆さんの耳に入ると、一気に場の雰囲気が変わりました。白岡市地域包括支援センターウエルシアハウスの存在意義が伝わったような感じがしました。緊張した空気の中、口火が切られ、矢のように質問が飛んできました。彼らは知っているのです。これからの台湾の高齢化に向けて、どんな地域をつくることが大切かということを。

台湾でも日本でも超高齢社会に向けた研究は行っています。しかしグローバルな視点の足元は、このような小さなエピソードの積み重ねで地域が成り立っているのです。それを実感するために、今回、たくさんの日本のモデル事業を行う研究施設とともに、ほとんど知られていなかったウエルシアハウスを訪ねたのであろうということに、後々私たちは気づくことになりました。

視察団の本当の目的は、規模の大小ではなく、素朴でも本当の意味で地域に根差しているところを見ることだったのです。新しいことをする時、おぼろげながら形を絵に描きますが、それが正しいかどうかはわかりません。思ったことが正しい方向を向いているのかどうか、自分たちがこれからやろうとしている事業の、理想や希望を見いだしたかったのだと思います。今回の訪問は、地域が連携していくタネってどんなものなのか、それは地域にどんなふうに根付いていくのか、芽はどんなふうに出てくるのか、どうやって育てたらいいのか、というディスカッションの機会でした。

と同時に、私たち自身にとっても、彼らのまなざしを通して、その役割を振り返り、未来を見つめる貴重な時間になりました。

日本のヘルスケア産業の未来像

台湾視察団との素晴らしい出会いを終えて間もなく、私たちには次のミッションが待ち受けていました。部会立ち上げ後から取り組んできた、日本ヘルスケア学会での「合同セミナー」の開催です。それぞれの部会では、今後のヘルスケア産業の未来像が話題となっていました。

現在65歳以上の高齢者は3400万人を超え、介護保険を必要としている人は650万人、介護保険の支出は約10兆円です。超高齢社会は、今は自分たちの家族の問題ですが、近い将来自分事になります。健康でいられない約10年の期間を、誰かのお世話になりながら暮らすなら、その時どんな社会であってほしいでしょうか。

私だったら、高齢になっても自分のできる範囲で社会に貢献できる仕事に関わりたい。できるだけ自立した生活を望むと同時に、自分の生活習慣を維持しながら過ごしたい。たとえ動けなくなっても、毎日精神的な豊かさは維持したいと思うでしょう。

そう考えると、身体的なフォロー、いわゆる治療は医療支援を望みますが、介護にならないように予防すること、また介護が必要になった時に相談したり、必要な製品を知る場所が必要です。そうした時代の要請として、ヘルスケア産業はこれからますます必要とされ、身近な存在となっていくと思います。

巷では多くのフィットネスクラブや健康食品があふれ、ジョギングや健康体操、笑い、ヨガなど、多くの「健康志向」が生活を彩っています。とはいえ、これがひとたび思うように身体が動かせないという状態になったら、たちまち勝手が違ったものになってしまいます。

私たちの健康は毎日のささやかな営みであって、何か特別な出来事の連続ではありません。身近で簡単に、そして誰もが手にすることができる、そんなハードルの低いものでなければなりません。

ドラッグストアの機能がとても有効であり、生活を支えるためには欠かせないことにあらためて気づきます。日常の気軽な場所とモノがある、医療のことも生活必需品のことも相談できる、そんな身近な存在としてのドラッグストアをもっと多くの人に伝えたい、そんな気持ちが部会を通じて大きくなっていきました。

お客様に届けたい思いと地域の街づくり

健康の維持増進を図り、健康管理を行うという考え方に基づくヘルスケアは、生活の一部として当たり前のことになる必要があります。

病院や施設などでの医療や介護ではなく、住み慣れた場所、つまり在宅ということです。そして、一人暮らしの高齢者や、介護と育児のダブルケアを行っている人たちが、安心して生活できる在宅でなければならないでしょう。必要な生活情報や必要な生活必需品が苦労なく手に入る在宅支援でなければなりません。

しかし、ヘルスケアがごく当たり前の身近なことになっているかというと、まだまだだと言わざるを得ません。それは、正しい情報が必要な方に届いていないからです。伝えるための工夫がもっと必要だと感じています。

一つには、日本ヘルスケア協会自体がさらに「見える化」する必要を感じています。すでに2021年現在、「公益財団法人」への飛躍を試みており、各企業の寄り合い所帯から、社会的な存在として法人化・財団化することで、いわゆる「社会貢献を目指し実現する集団」として、新たなステージをつくり上げていく準備をしています。

もう一つは、各企業の叡智を集めそれを統合して、新しい領域へ高めること。「介護の社会化」をヘルスケア産業が下支えする仕組みをつくることです。将来的には、介護の教育や研究活動、製品開発の各社横断的なチームをつくることが目標です。

これからは、「人が人の思いを伝えていく」時代です。「モノの開発」中心から、それを使って伝えていく人を育てることに向かっていかなくてはなりません。

そのためには、人が生活する文化を継承し、人が繋がるコミュニティの成熟を図ることが求められます。豊かな社会とは、人から人へと伝わり、幸せが広がっていくこと。人が学び合いながら進化していく、そんな未来です。

私が経験したタネの蒔き方、育て方は、振り返ると「役に立ちたい」という気持ちが中心となり、人が人の思いを伝える、人が人を支えていく、そこに向かっていくのかもしれません。それが今ようやく、ヘルスケア産業の中で育ち、息づいていることに、大きな期待を感じています。

第6章

地域包括ケアのタネを蒔きたいあなたへ

薬剤師としての気づきはすべてタネになる

私が薬剤師という仕事を通じて、気づいたこと、発見したことを「タネ」という形でここまで綴ってきました。世の中にはたくさんの人がいて仕事があり、皆それぞれ特徴的なタネを持っています。

それでは、私の気づきや発見＝タネが生まれるタイミングはどのような時でしょうか。その気づきのどれもが実は共通しており、とてもシンプルです。

それは「困っている人の役に立ちたい」という覚悟、あるいは心づもりのようなものを自分の中で決めた瞬間です。

心が決まれば、「専門性を持つ幅広い知識」「生活支援から医療支援まで提案が出来るフィールドの広さ」「地域にいる身近な医療従事者」という私たち薬剤師の魅力をフル活用して動き出すことが可能です。

これは私だけではなく、どのフィールドで仕事をしている薬剤師も、最終的には同じ目標に進んでいるのだと思っています。

例えば、病院で急性期の患者さんの救命に携わる方、病院経営を任されている方、大学で創薬研究を行っている方など様々な道で専門性を極めている方も、「患者さんの健康に関わり、役に立ちたい」という思いは同じだと思います。在宅訪問を通じて患者さんの生活に関わることで、生活支援の提案や情報を届ける方、新たな視点で商品開発に従事する方も同様です。

さらに、セルフメディケーションの推進役として、患者さんの相談に応じて、重症化に繋がらないような提案、いわゆる予防の分野で活躍している方も、日々患者さんのために何ができるかを提案しているでしょう。

医療支援を考えた時、医師や看護師など、身近な医療従事者と薬剤師の決定的な違いは、薬剤師の医療支援は直接的な支援ではなく、薬を通じた間接的な支援であるということです。そのため、医療支援環境を客観的に判断することが得意です。また、全科対応という特性から、どの診療科でも柔軟かつ横断的に支援ができます。他にも、病院や医療機関以外において「薬局」というフィールドがあるため、製品を通じた支援ができ、職能が圧倒的に広がります。

よく「薬剤師は、どんな職業なのかよくわからない」と言われることがありますが、よくわからないのは当然なのかもしれません。薬剤師というタネは、時として最初はピーマンになると思っていたのにナスになってしまった、などということがあるのです。しかしピーマンもナスも、大地から栄養を貰い成長を遂げ、栄養価のある食べ物に変わりはありません。

私たち薬剤師も、どんな職種についていても「困っている人の役に立ちたい」という思いはきっと同じなのです。

どちらかと言えば控えめで、あまり感情を表に出さないのが薬剤師です。しかし私たちに期待し、声をかけてくれるのを待っている人たちがたくさんいることを、ぜひ胸に刻んでください。その気づき＝タネが大きく育って花が咲き、実をつけてくれることを願っています。

病気に強いタネ、おいしい実がなるタネの選び方

薬剤師は自らの進む道が広く、多くの可能性を秘めていることを紹介しました。しかし、薬剤師自身が、まだこの多岐にわたる業務領域に気づいていない場合もあり、どうしても自分のフィールドを固めがちです。自分で限界点をつくり、その中でしか物事を見なくなる傾向があるように感じることもあります。

私は、薬剤師になって数年で「訪問薬剤師」というフィールドに、否応なく投げ出されました。今思うと、怖さを感じる時間的余裕もなく、がむしゃらに突き進んできました。しかし、それより「訪問薬剤師1年生」の私に、自分で考え工夫するというフィールドを与えてくださった、当時の環境に感謝しています。

そしてその中で、人は100人100通りの人生があるということ、生きることの尊さを教えてくれた患者さんとその家族からの学びに、今でも支えられています。時にはつらく苦しい経験もしましたが、それが「気づき方の深さ」となり「タネの免疫力の強化」となったのです。蒔いたタネが強く、ぐんと成長を押し上げてくれた時には、

必ずその前に深い悩みや痛みがありました。

しかしながら、タネの免疫力が上がることにより、比較的どのフィールドで蒔いたタネも芽を出し、育つ環境が少しずつ整ってきたと最近は感じています。そしてそんなタネがおいしい実をつけるためには、その細々と出てきた芽を、一生懸命育ててくれる仲間が必要なのです。

おいしい実ができるためには、一人の力では到底無理です。太陽や水、栄養分とともに、時には切磋琢磨しながら共に育つ仲間も必要でしょう。広い草原にわずか1本の木があったとしたら、その木は風雨で倒されるか、栄養不良で枯れるかのどちらかになるでしょう。山の木が丈夫に育つには、たくさんの仲間の木があってこそであり、仲間の木が必要以上に多いことではありません。

時には失敗や挫折感を感じながら、それでも懸命に仲間を探す苦労を繰り返して、ようやく細々と出た芽が、少しずつ大きくたくましく育っていくのではないかと思っています。

タネを蒔く場所

では、どのような場所に気づき＝タネを蒔けばよいのでしょうか。

もちろん、肥沃な土壌にタネを蒔くことができれば最高です。しかし、私の体験談でおわかりのように、なかなか思うような肥沃な土壌に巡り合えることはないのが現状です。

タネは飛んでも思うところには落ちません。寒冷地や酸性土壌、もしかしたら干ばつの土地や砂漠に飛んでいく可能性もあります。

私自身を振り返ると、タネを蒔く場所は自分で緻密な計画書をつくり、事前リサーチを怠らず、すべての準備を整え、肥沃な大地を見つけて蒔いてきた…というわけでは全くありません。むしろ蒔くタネの中には、時としてあまりにも見当違いな場所もあったと思っています。

そもそもタネを蒔こうと思って蒔いてきたわけではないケースもあります。タネを入れていたポケットから、歩いているうちにこぼれてしまうケースもあり、周到に狙ったわけではありません。私とともに歩いてきた人の中には、このフレーズを読んで思わずくすっと笑ってしまう人もいるでしょう。そのくらい、ある意味自然とタネを蒔いてきたことも事実です。

しかし、一つだけ言えるとすれば、「困っている人の役に立ちたい」ということだけを考え、発信しながら歩いてきたということです。

百貨店に行き、食品を購入したいと思い、そのフロアで懸命に探す。あるいは衣料品を購入したいと思い、そのフロアを散策するのと同じように、私はいつの間にか多くの方に導かれ、「健康の相談などで、困っている人の役に立つ」ためのフロアを歩いているのだと思うのです。

そして、「健康の相談」というキーワードは、あまりにも広い分野ですが、裏を返せばまさに薬剤師という特性が持つ「健康から予防・治療・介護までを支える」という役割と、合致していたということなのです。

タネを蒔く時期

タネを蒔くには、タネの特性に応じた季節を選ぶ必要があります。夏野菜のタネを冬に蒔くと枯れてしまうように、悪条件また時期外れは避けたいものです。

では、その時期を見つけることができる、良い方法があるのでしょうか。私自身はそのほとんどを直感に頼り、流れる空気を感じ、その先の希望という太陽の光を探しながら進んできました。これは一種の賭けであり、大きな冒険に見えるでしょう。根こそぎタネが枯れてしまうこともあったり、カラスに食べられたりすることもありました。しかし、そんなことを繰り返しているうち、少しずつ（まだタネを蒔くには早いかな）と思うことが出てきたり、誰かが「今、タネを蒔くといいよ」「先にこのタネを蒔こう」とアドバイスを送ってくれたりするようになりました。先人の方々はタネを蒔く時期をちゃんと知っています。そういった背中を追いかけ、学ぶことも一つの方法でしょう。

では、先人がいない場合はどうでしょうか。タネを蒔く時期のタイミングは、基本的に経験から学ぶしかありません。若い時の苦労はしたほうがいいと言いますが、それは失敗してもやり直す時間を十分に持っているからに他なりません。

また、発想の転換も必要です。いつタネを蒔けばよいか怖がるだけでなく、「このタイミングで蒔いてみよう」というような前向きな気持ち、積極的な姿勢がよい結果を生み出すこともたくさんあるのです。

私自身がタネ蒔きの時期を見つける秘訣は、自分が持つタネに興味を持ち、賛同者を得られチームが見えてきた瞬間に始まると思っています。自分で「タネを蒔くぞー」と言って賛同者を集める方もたくさんいると思います。それはそれでとても素晴らしいことでしょう。でもそんな人ばかりではありません。旗を振って先頭を切って進んでいくことが得意な人ばかりではないからです。

どのようなタイミングにしても、タネ蒔きの時期は、そのタネに適した環境をできるだけ見極め、旬の時期を逃さないスピード感も大切だと思っています。そして、このタイミングを外さないためのスピード感は、一人よりチームのほうが確実に俊敏です。タネの蒔き時を相談したりすることで、いよいよタネを蒔く覚悟ができていくわけです。

タネ蒔きの時期が来たら、最初のドキドキの1粒は、ぜひ、皆さん自身で蒔いてみましょう。時には時代の先駆者と見られることもあるかもしれません。待ち望んだ仕組みと思っていると、実はあえて火中の栗を拾ったりする結果のこともあるでしょう。

振り返ると私のいくつかの奇跡的な「思いがけず訪れるチャンス」や、支え合えるチーム、そして人から人への思いやりのリレーなどの繋がりは、タネを蒔いたことがきっかけで生まれてきました。

皆さんが持つ素晴らしい可能性を秘めたタネが、たくさんの芽を出していくことを期待しています。

うまくいくまではどんなことでも「うまくいかないなあ」と感じるものです。失敗を恐れずというほどの気概ではなく、失敗するかもしれないけどやってみるくらいの気持ちで実践してください。その繰り返しの中で、慎重なあなたにも十分な経験と判断力が養われ、「自然と」自分らしく進めるようになる時が来るのだと思っています。

タネの育て方のコツ

蒔いたタネの芽が出てくることは楽しみです。そして、芽が出てくると、今度は一生懸命育てようとするでしょう。

育つには、いろいろな育ち方があります。その中には気づいたら育っていたというケースも少なくありません。また頑張って育てようとしても、どうしても育たないこともあります。泣く泣くあきらめることも、時にはあるでしょう。

それと同時に育て方も様々です。一気に栄養剤をたくさん蒔いて、ひなたで育てる、促成栽培のようなやり方もあるでしょう。自分で大切に育てる場合や、楽しみながら育てていく、そんな場合もあります。また誰かと一緒に育てていくという方法もあります。

今までの経験からすれば、一人で育てるよりは誰かと、またはチームで楽しみながら育てたほうが、楽しみが何倍にも膨らみ、実り多い収穫に結び付くのではないかと思っています。

私の場合、日本ヘルスケア協会の各部会での協働作業など、ようやく芽を出し始めたタネが、また一つ繋がる。次に芽が二つになるというような経験を通じて、何となく育て方のタイミングやコツは、やっと見えてきたという感じです。また、できるだけチームのメンバーで、共に成長を楽しみながら育てるということも育て方のコツとなっています。

では、一緒に育てていくチームはどうやって見つけていくのでしょうか。

それは人との縁を大切に育むことだと思っています。

その時に大切な縁になるかどうかはわからなくても、気づいたら、助けられていたという経験は誰もがあるのではないでしょうか。人と人との絆が、蒔いたタネを健やかに育てていくと感じています。

人を見つける秘訣は？ と時々聞かれますが、言い方は変ですが探さないことです。あえて見つけようと工夫しすぎないことです。というのは、意識的に見つけようとすると、案外、本当の目的と異なり、志の違う方が集まってきたりします。そして何となく話が進んでいかないことも多かったりします。

いつも心に刻んでいることですが、人と人の結び付きの根本的な部分は、「顔が見え、心が互いに通い合い、共にいいことをする」仲間との出会いです。

この「心が互いに通い合い、共にいいことをする」ということに共感できる人が、あなたの繋がる人です。心が通い合うという実感が持てない人、価値観の共有が少し薄い場合などは、出会いがあっても、その後の大きな繋がりには至らないこともあるのではないかと思います。

私自身はいつも良き縁に触れたいと願っています。しかし、良き縁こそ、見つけようとして見つかるわけではなく、不思議と見つけられていくのです。

そして、このような縁に恵まれていることを常に感謝する気持ちを持ち続けていたいと思います。それと同時に、タネを育てる時には時にいろいろなことが気になりがちですが、あまりあくせくしないことも、実は育つ力となることを心に留めてほしいと思っています。

育ててきたタネが病気になったら

残念なことに、精魂込めて蒔き、育ててきたタネが、急に病気になることもあるでしょう。病気の種類も多種多様で、突然の害虫被害や、冷夏による病気など、様々です。私たちのタネは、どんな病気になりやすいでしょうか。病気とその予防を考えてみましょう。

何よりも一番の病気は自分で枯れていく、知らず知らずのうちに成長が止まってしまう、あるいは逆に、背伸びをし過ぎて根腐れをしていくことでしょう。時には、病気が「伝染する」こともあります。

最近では「やりがい搾取」という単語も聞かれるようになってきました。時代の先駆者的な発想を持ちスキルが高く、可能性をたくさん秘めているがゆえに、自分を酷使してしまうという典型です。また、多くの才能を開花させることができず、倒れていくケースもあります。

こういった病気の予防のためには、根を詰めすぎないこと、やりすぎないことが肝心です。自分が関わる問題を一人で抱えすぎないことです。時には気分転換を図る、きれいな風景を眺める、スポーツにいそしむなど、緩やかな遊びの部分も必要です。人は頑張れば頑張るほど目の前のことに目がいきがちです。時には立ち止まり、遠くを見る目を持つことが、病気を予防する、予知することに繋がります。この章の中でも触れましたが、病気の予防は何よりもタネの免疫力を維持していくことです。

何となくうまくいかないなあと感じた時は、自分のタネが病気にかかりつつある可能性があります。走り続けている人からは、歩いている人が、どうしても止まっているように見えがちです。自分一人が走り続けてしまうと、周りの人が何もしないように感じることになり、気がついた時にはたった一人で疲れ果て、立ち枯れてしまうことになるのです。

私たち薬剤師は、今困っていることに寄り添うだけでなく、未来の困り事にも寄り添うことができる存在です。例えば血圧が今、高い人は、すぐに病院へ行くでしょう。しかし、今は高くないが「家族が血圧高いから、自分もいつか血圧が高くなるのではないかと不安なんだよね」などと今後の健康についての相談に来る方にも、薬剤師は力を発揮することができます。薬剤師は相談者の未来へ力を貸すことができるという素晴らしい職能を持っているのです。さらに、この方の生活習慣の提案をすることができ、また万が一体調が悪くなった時には、医療支援を通じて新たな実力を発揮します。このように、地域に住む方の、人生の各シーンに応じた対応ができる専門職ということを考えると、私たちが幅の広い視野と情報を持つことは病気の予防とともに、とても大切なことなのです。

私たちの仕事と社会的な使命は、端的に言えば「人助け」だと思っています。人助けは当然ながら簡単なことではなく、時には自分自身の心と身体も痛めることがあります。でも、たくさんの困っている人たちを前にすると、私たちが先に倒れるわけにはいかないのです。

多くの人を助けるためには、まず私たちが健康で、いつどのような時にでも対応できるよう、臨機応変で柔軟な気持ちを持ち続ける必要があります。「慢性疲労症候群」にならないように、いつも心の中に明るい希望を持ち続ける、私たちの存在が暗い世界をほんの少し明るくできるようにしたいものです。

実りの時期と収穫の喜び

まだ実りを迎えていない時には、実りは「こんなふうに実ったらいいな」という希望であり、遠くに見える光です。おそらく収穫の喜びはとても大きく、ずっしりと重いのでしょうし、そうありたいと思います。しかし、万が一そうでなかったとしても、あるいは収穫に至らなかったとしても、収穫に向けて精いっぱい挑み続ける姿は、強がりではなく尊い姿なのだと思います。

かなり記憶がさかのぼりますが、私が小学校3年生の時です。夏休みの宿題で育てたヘチマの実を学校に持っていくことになりました。私は学校に着く瞬間まで、自分のヘチマは相当立派だと信じて疑わなかったのです。しかし、クラスの友人が持参したヘチマは驚くような実の大きさで、それに比べると私のヘチマはキュウリのようなヘチマでした。大きな挫折感を味わい、それからしばらくは、何かを育てることができませんでした。でも後になって、当時は精いっぱい育てた、だから自分のヘチマが立派だったと思えるようになったのです。

結果として思ったような実りになるかどうかは、実ってみないとわかりません。しかし、実るまでに得た、たくさんの体験や出会いが、より一層収穫の喜びを強くするということを、知っておくことが大切なのです。

「努力は報われる」とはよく聞く言葉ですが、必ずしもそうとは限らないこともあります。私の経験に限らず、人には「頑張れない時」があるものです。私のその時は、まさに「自らががんの告知を受けた時」でした。結果を期待してただやみくもに頑張り、気づいたら落とし穴にはまってしまったような感覚でした。

大事なことは、目の前の事実をしっかり見て、過少に評価もせず過大にも期待しない、時には冷静な見方をすることだと思っています。わずか一度の努力が報われるなどと、そんなことは小さな子供でも考えはしないでしょう。

ある意味では「縁の下の力持ち的な存在である薬剤師」は、ひ弱そうに見えても実はたくましい粘りを持っています。この不屈の精神こそが私たちの財産であり、限りない可能性を秘めた資質なのだと思います。

実りの時期と収穫は、もう皆さんの手の中にあると思ってください。最高の収穫時期を見つけられるかどうかは、それこそあなたの「努力次第」であり、タネの蒔き方や育て方の成果なのかもしれません。

焦らずじっくりと成長してください。皆さんが強いタネを蒔き、芽吹いた後にたくましく育って地域に大きく羽ばたき、皆が幸せな時間を共有できるような街づくりに繋げる。そして、皆さんが実際に活躍するときの笑顔を、ぜひ皆さんのチームや友人たちと共に分かち合ってください。その喜びを私も分かち合いたいと心から願っています。

「あなたに相談して本当に良かったわ…」と言われる、そんな皆さんの姿が目に浮かびます。この本を通じて、皆さんが地域と繋がるためのタネを蒔き、地域で育つきっかけになることを楽しみにしています。

おわりに

今、まさに本書執筆中に、新型コロナウイルスが猛威をふるい、人・地域・社会を分断させ、高齢者や障害者を含めた健康弱者を中心に襲いかかっています。多大な負担を強いられている医療従事者に、この場を借りて心からの敬意を表したいと思います。同時に一日も早い収束を願ってやみません。

２０２５年問題から２０４０年問題へと時代は移り、急速な高齢化の中で、私たちは人生の歩みを進めていかなくてはいけません。その時代をどう生き抜いていくか、皆さん一人ひとりが自分事として意識していく問題であるということを綴りました。

私自身の薬剤師人生を振り返ると、不思議と0から1にすることばかりに出会ってきたような感じがしています。在宅の訪問薬剤師、モバイルファーマシーや地域での出会いや連携、地域包括支援センターと民間企業との関わりなど、経験がない場面からのスタートばかりでした。すべてが順風満帆ではなく、失敗を重ね、紆余曲折を経て進んできました。しかし、気づくと高齢化という波に乗って、がむしゃらに手がけてきたことが、少しずつ時代に求められる姿になってきていると実感しています。

皆さんに地域との関わり方や地域包括ケアについて伝えるつもりが、この本を書くことで、私自身が自分の薬剤師人生を振り返るきっかけになりました。大学を出た当時は想像もしなかった状況に身をゆだねながら、これからも私自身が持つ薬剤師のタネは、時代に合わせて変貌を遂げていくのだろうとあらためて感じています。

今回の執筆に至ったご縁は、きっと遠い世界に旅立った方々からいただいた贈りものです。ささやかな私の経験が皆さんのお役に立つことができれば幸いです。最後までお読みくださいまして、本当にありがとうございました。

私が薬剤師になったことは私の人生で最も幸せなことであり、この場をお借りして薬剤師という職業を教えてくれた両親に心からの感謝をしたいと思います。また、このような機会をいただいたエニィクリエイティブの高見澤秀幸社長、評言社の安田喜根社長、日本ヘルスケア協会会長 今西信幸先生、ウエルシアHD 池野隆光会長、松本忠久社長、岐阜薬科大学学長 稲垣隆司先生、東北医科薬科大学理事長・学長 高柳元明先生他、多くの方々に深い感謝を申し上げます。さらには、未熟な私にこれまでお付き合いくださいました関係者の皆様、出会ったすべての地域の方々に、この場をお借りして厚く御礼申し上げます。

そして最後に、皆さんが地域で素晴らしい薬剤師として活躍することを、心から願っています。

２０２１年１月吉日

小原道子

小原 道子（おばら みちこ）

薬剤師。博士（薬学）。日本ヘルスケア協会理事。

1989年東北薬科大学（現東北医科薬科大学）卒業。

2020年岐阜薬科大学にて博士「薬学」学位取得。

1989年仙台赤十字病院薬剤部入局。1995年宮城県一迫町にて在宅訪問薬剤師開始。2009年ウエルシア関東㈱（現ウエルシア薬局）入社。調剤介護部、調剤在宅本部在宅推進部長を経て、現在、ウエルシアHD ㈱会長付地域連携推進担当部長。

岐阜薬科大学地域医療薬学寄付講座 特任教授。

ラジオNIKKEI「ビタミン・ラジオ」パーソナリティ。

評言社 MIL新書 Vol.004

地域包括ケア　タネの蒔き方・育て方

2021年3月18日　初版　第1刷　発行

著　者　小原 道子
発行者　安田 喜根
発行所　株式会社 評言社
東京都千代田区神田小川町 2-3-13 M&C ビル 3F
（〒 101-0052）
TEL 03-5280-2550（代表）　FAX 03-5280-2560
https://www.hyogensha.co.jp

企画制作　株式会社 エニイクリエイティブ
東京都新宿区四谷 1-3 望月ビル 3F（〒 160-0004）
TEL 03-3350-4657（代表）
http://www.anycr.com

印　刷　中央精版印刷 株式会社

ISBN978-4-8282-0719-3 C3247
定価はカバーに表示してあります。
落丁本・乱丁本の場合はお取り替えいたします。